CONSIDÉRATIONS CRITIQUES

SUR LES DIVERSES MÉTHODES DE PANSEMENT

DES

PLAIES D'AMPUTATION

Avantages de la Réunion immédiate incomplète et du Pansement à l'Ouate.

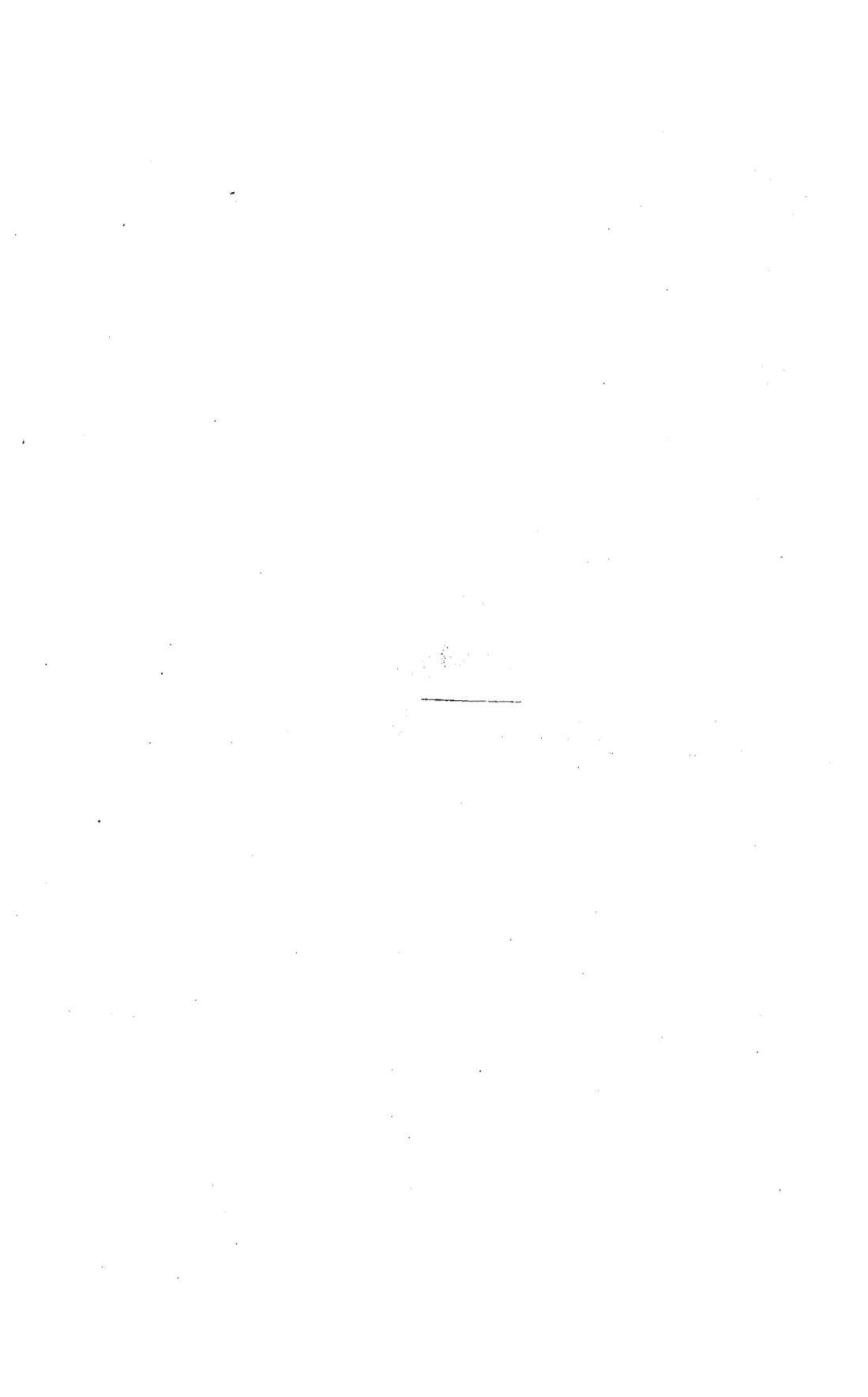

CONSIDÉRATIONS CRITIQUES

SUR LES DIVERSES MÉTHODES DE PANSEMENT

DES

PLAIES D'AMPUTATION

———

Avantages de la Réunion immédiate incomplète et du Pansement à l'Ouate.

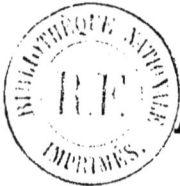

PAR

Angel-Pierre BOITEAU

DOCTEUR EN MÉDECINE.

———

MONTPELLIER

TYPOGRAPHIE ET LITHOGRAPHIE BOEHM ET FILS

IMPRIMEURS DE L'ACADÉMIE DES SCIENCES ET LETTRES

DE LA REVUE DES SCIENCES NATURELLES ; ÉDITEURS DU MONTPELLIER MÉDICAL

1874

INTRODUCTION

Les auteurs qui ont, dans ces dernières années, écrit sur le pansement des plaies, ont à peu près unanimement condamné et proscrit l'emploi de la réunion immédiate dans les plaies d'amputation. Elle est, dit-on, impossible à réaliser, et elle devient, en échouant, la source d'inconvénients et de dangers nombreux. Les succès obtenus à différentes époques dans les hôpitaux de province, à Paris même, d'où sont venues les attaques, et à Montpellier, où la réunion immédiate, depuis Delpech, n'a jamais cessé d'être en grande faveur, les succès éclatants et presque faciles dont nous avons été témoin nous-même en mainte circonstance, nous ont dès longtemps habitué à considérer cette méthode comme bien supérieure, à tous égards, aux autres méthodes de pansement.

Nous avons cherché d'où venait le désaccord entre les chirurgiens; et, en approfondissant la question, nous avons bientôt acquis la conviction que ce désaccord est le résultat d'une interprétation défectueuse des données théoriques et cliniques. En outre, la faveur dont jouissent, à Paris principalement, les pansements fréquents, et la crainte des complications que cette pratique devait prévenir, et qu'elle engendrait certainement dans beaucoup de cas, ont amené des insuccès nombreux, découragé les chirurgiens, jeté le discrédit sur la méthode mal secondée, et entretenu la division. Nous avons donc essayé de placer la question sur un terrain un peu différent de celui qu'ont choisi presque tous les auteurs. La perfection dans le résultat n'est pas le but que doit se proposer le chirurgien. Réunion immédiate ne doit point signifier adhésion primitive et complète de la surface d'une plaie dans toute son étendue ; la réunion immédiate n'est pas l'adhésion immédiate ; la réunion immédiate est une méthode de pansement qui a pour objet l'adhésion primitive de la plaie, et elle ne peut cesser de mériter encore cette appellation quand cette adhésion, faisant défaut dans un certain nombre de points, a eu lieu cependant dans la plus grande partie de la plaie.

Sur ce terrain, la plupart des procédés de réunion employés aujourd'hui sont de la réunion immédiate ; et ce rapprochement sera d'autant plus facile à admettre que nous distinguons, à côté de la réunion immédiate totale, qu'ont employée beaucoup de chirurgiens, Delpech entre autres, une réunion immédiate incomplète, à peine différente de la réunion médiate de quelques auteurs qui se sont servis, mal à propos selon nous, de cette dénomination pour une méthode où la plus large part est faite à l'adhésion primitive.

Cette division dans la réunion immédiate est aussi utile que rationnelle. Les deux méthodes, confondues sous cette dénomination, ne méritent point les mêmes reproches, et les résultats qu'elles peuvent donner ne sont point identiques.

Nous avions consacré un long chapitre à l'étude comparative des avantages et des inconvénients de la réunion secondaire et de la réunion immédiate. Nous l'avons retranché plus tard, pour ne point donner à notre travail une étendue trop considérable, et pour cette raison encore qu'aujourd'hui les chirurgiens s'accordent à reconnaître la supériorité de la réunion immédiate comme méthode générale. Sa possibilité seule dans son application aux plaies d'amputation est méconnue et rejetée comme chimérique. Cela dépend uniquement du point de vue trop exclusif, trop élevé, presque abstrait, où se sont placés les détracteurs de la méthode. Ils se sont plu à l'idéaliser. Ce n'est pas ainsi que nous croyons qu'il faille envisager la question.

Le progrès des connaissances chirurgicales, l'expérience clinique, nous ont appris quelles sont les conditions et les moyens propres à assurer le succès de l'adhésion primitive. Parmi ces moyens, nous rangeons les pansements consécutifs. Outre les avantages qui résultent de la façon habile dont l'opération aura été conduite, le pansement immédiat et les pansements consécutifs ont, sur l'issue de la réunion, la plus grande influence. Il est indispensable que le chirurgien procède à leur application avec le plus grand soin.

Les pansements doivent surtout répondre à cette double indication : protéger la plaie et assurer la coaptation. Ce but sera d'autant mieux rempli que les pansements resteront plus longtemps en place. La surveillance trop active des plaies d'amputation, recommandée par la plupart des auteurs, nous semble devoir être la cause même des dangers qu'on croit prévenir par elle.

Parmi les pansements rares, le pansement occlusif, qui soustrait le plus complétement possible la plaie à l'action des agents du dehors, très-rationnel comme conception, mais encore très-imparfait comme appareil, à différents points de vue, méritait d'émouvoir plus fortement le génie des chirurgiens.

En 1871, M. Alphonse Guérin eut l'heureuse et ingénieuse idée d'employer le coton au pansement de ses amputés, et dota la chirurgie d'un excellent moyen, le bandage ouaté. Pour son auteur, le bandage ouaté est un véritable filtre, perméable à l'air, qu'il débarrasse des germes infectieux dont il est le véhicule. Pour nous, le pansement ouaté est un pansement occlusif, aussi complétement occlusif qu'on peut le souhaiter. Modifié pour être plus facilement applicable, tout en conservant toutes les propriétés qu'il peut offrir, nous le croyons appelé à rendre les plus grands services.

Telles ont été les considérations qui nous ont guidé dans ce travail. Nous regrettons de n'apporter aucun titre à la défense des idées que nous émettons, et de n'avoir pour appui que l'accueil bienveillant sur lequel nous comptons.

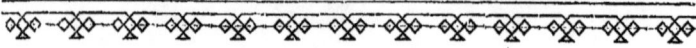

CONSIDÉRATIONS CRITIQUES

SUR LES DIVERSES MÉTHODES DE PANSEMENT

DES

PLAIES D'AMPUTATION

Avantages de la Réunion immédiate incomplète et du Pansement à l'Ouate.

PREMIÈRE PARTIE

CHAPITRE PREMIER

§ I.

Les chirurgiens se divisent, dans la question si souvent agitée du pansement des plaies d'amputation, en deux camps opposés : d'un côté les partisans de la réunion médiate, de l'autre les partisans de la réunion immédiate.

Parmi les premiers, nous devons distinguer ceux qui cherchent à obtenir la cicatrisation par les progrès plus ou moins lents de la granulation, et ceux qui, le fond de la plaie étant en partie comblé par les bourgeons

2

charnus ou par adhésion primitive, la suppuration ralentie, et les phénomènes inflammatoires apaisés, font l'accolement des surfaces bourgeonnantes , et cherchent , par une réunion retardée, à achever plus rapidement la cicatrisation.

Parmi les partisans de la réunion immédiate, nous devons également distinguer ceux qui, réunissant la plaie dans la plus grande partie de son étendue, laissent un ou plusieurs points libres de toute suture, ou même interposent entre les surfaces un drain ou une mèche de charpie ; et d'un autre côté ceux qui, plus hardis, font la réunion le plus exactement possible.

Nous devons donc admettre quatre méthodes de pansement : la réunion médiate, la réunion immédiate secondaire, la réunion immédiate partielle, incomplète, demi-réunion , et la réunion immédiate totale. Les deux méthodes intermédiaires peuvent être considérées comme le résultat des concessions mutuelles faites par les deux méthodes extrêmes, tour à tour convaincues d'impuissance.

Je n'essaierai point, afin de développer ici ma pensée, de décrire les phases successives et diverses par lesquelles sont passées les méthodes de pansement des plaies d'amputation. C'est là évidemment une étude très-intéressante et instructive , mais l'utilité en est fort contestable , après l'excellent Traité du professeur Serre sur la réunion immédiate. On peut m'objecter que depuis le temps où il écrivait (1830), plusieurs années se sont écoulées, pendant lesquelles le pansement des amputations a dû subir quelques modifications dont il serait intéressant de faire l'histoire. Cela est vrai. Mais le peu que nous avons à dire n'a point une telle importance qu'il doive faire l'objet d'un chapitre spécial, et sa place est marquée dans la description de chaque méthode.

§ II.

RÉUNION MÉDIATE. — Dans la réunion médiate, on cherche à obtenir la cicatrisation par *granulation*. Abandonnée de bonne heure en Angleterre et en Italie, la réunion médiate fut à la veille de subir le même sort en France, après que Desault, vers 1788, y eut importé la réunion immédiate. Mais une réaction puissante s'établit bientôt en sa faveur à l'instigation de Pelletan, en 1810, réaction qui, appuyée sur des raisons spécieuses, et très-habilement conduite par des hommes d'une grande valeur, devait demeurer triomphante et se perpétuer jusqu'à nous.

Pratiquée dans tous les temps, la réunion médiate s'est heureusement modifiée à mesure que la chirurgie faisait des progrès et que se développaient et se perfectionnaient les connaissances pathologiques et physiologiques. Quand la ligature des vaisseaux fut connue et que fut constatée, démontrée et admise la tendance naturelle des plaies à la guérison, les chirurgiens se détournèrent peu à peu de la pratique trop souvent funeste qui voulait qu'on bourrât les plaies d'amadou, de charpie et de topiques divers.

Ce n'est pas à dire cependant que ce mode de pansement soit complétement abandonné.

A. — Pendant la campagne de Crimée (1854-1856), les chirurgiens de l'armée russe appliquaient immédiatement, sur la surface saignante du moignon, un volumineux gâteau de charpie sèche par-dessus lequel ils ramenaient les téguments formant manchette ; à l'aide de bandelettes agglutinatives, ils affrontaient exactement ceux-ci, et fermaient hermétiquement la plaie : ils couvraient alors le moignon de nouvelle charpie maintenue par des compresses ou des bandes. Ce pansement restait en place trois, quatre ou cinq jours, suivant qu'il était plus ou moins souillé et que la réaction générale était plus ou moins vive ; à un second pansement, le chirurgien n'enlevait que la charpie qui se détachait facilement, et la remplaçait par un gâteau de moindre dimension qu'il recouvrait encore avec les téguments affrontés de nouveau. Les choses marchaient ainsi jusqu'à la guérison complète ; il convient d'ajouter que les résultats de cette manière de faire étaient assez favorables. (*Dict. des sciences médicales,* art. *Amputation;* Legouest.)

« Dans les cas où les surfaces traumatiques, écrit Sédillot, sont larges, plates, et où les vaisseaux, très-courts, sont immobilisés par leurs branches et par des aponévroses, comme à la jambe, il nous a paru convenable de couvrir toute la plaie avec des boulettes de charpie sèche ou trempée dans du digestif ou de l'eau de Pagliari, et maintenues par une deuxième couche de charpie sur laquelle je rabats les téguments. » (*Médecine opératoire,* tom. I. pag. 343.)

Enfin, M. Alph. Guérin, ainsi que nous le verrons plus loin, remplit très-exactement d'ouate la manchette du moignon qu'il doit enfermer sous son bandage.

Quand ce mode de pansement, exceptionnellement employé aujourd'hui, fut tombé en désuétude, il fut remplacé par le suivant, encore assez répandu.

B. — L'amputation étant faite, le chirurgien, après avoir soigneusement lié autant que possible tous les vaisseaux, coupé près du nœud l'un des chefs des fils à ligature; disposé séparément ou réuni en un faisceau commun dans la partie la plus déclive du moignon tous les chefs restants; après avoir doucement épongé la plaie à l'eau tiède, lavé et essuyé les téguments, le chirurgien alors procède à la réunion. Un aide, prenant le moignon à deux mains, en rapproche les bords, soit d'avant en arrière et d'arrière en avant, soit de droite et de gauche, ou un peu obliquement. Un linge fenêtré, enduit de cérat, de glycérine ou de digestif, est porté jusqu'à l'extrémité osseuse, et recouvre la plaie, non dans toute son étendue, mais dans la plus grande partie de son étendue. La poche ainsi formée est remplie de quelques bourdonnets de charpie, de façon que la plaie reste entr'ouverte, des téguments à l'os, pour l'écoulement facile du pus et l'élimination des séquestres qui ne peuvent manquer de se former. Les parties extérieures du moignon sont alors recouvertes de plumasseaux et de charpie brute en quantité suffisante, et l'on maintient le tout à l'aide de quelques compresses, du triangle de Mayor ou d'un bandage circulaire médiocrement serré.

Ce pansement, encore défectueux, devait être modifié.

C. — Dejà J.-D. Larrey, qui vécut à la fin du siècle dernier et dans la première moitié de celui-ci, se servait simplement d'une mèche de charpie trempée dans l'onguent digestif. Le procédé de Legouest, qui lui est postérieur, est identique.

« Depuis longtemps, à l'exemple de beaucoup de chirurgiens , nous réunissons les plaies des amputations de la manière suivante. On affronte les bords des téguments afin de diminuer l'étendue de la surface de la plaie en contact avec l'air ou les topiques, de donner au moignon une conformation régulière, et de mettre la cicatrice dans une bonne direction. La position et les bandages ne suffisent pas pour assurer ces conditions, surtout lorsque les blessés doivent être transportés, et quelques bandelettes agglutinatives sont nécessaires pour les obtenir. Nous recourons même souvent à quelques points de suture entrecoupée, largement espacés, qui maintiennent les téguments et ne ferment qu'incomplétement la plaie ; les points de suture placés vers les angles de la solution de continuité amènent fréquemment une réunion isolée par première intention ; il en est quelquefois de même de ceux qui fixent les téguments dans le reste de la plaie : résultat important dans l'un et l'autre cas , parce qu'il est le point de départ de la future cicatrice générale, dont il favorise le développement. Une mèche de charpie de la grosseur du petit doigt, enduite de cérat ou de styrax, est placée en contact avec l'os dans le fond de la plaie, et ramenée à l'extérieur dans l'angle le plus déclive avec les fils à ligature réunis en faisceau : celui-ci est fixé avec une mouche de diachylum, sur le moignon, que l'on recouvre d'une large croix de Malte en linge fenêtré, abondamment enduit de cérat. On dispose par-dessus la croix de Malte quelques gâteaux de charpie mollette en regard même de la plaie ; on enveloppe le moignon d'une ou deux feuilles d'ouate, et tout l'appareil est maintenu par un bandage triangulaire. » (*Dict. des sciences médicales*, art. *Amputation* ; Legouest.)

Quelques chirurgiens sont allés beaucoup plus loin dans cette voie de perfectionnement, en rejetant toute interposition, à part les ligatures, comme superflue, sinon désavantageuse. Voici le mode de pansement suivi par M. Denonvilliers, dont l'autorité en cette matière est des plus considérables.

D. — Il ampute, autant que possible, par la méthode circulaire, et applique sur la partie du moignon la plus rapprochée du tronc un bandage circulaire assez fortement serré, qui descend vers la plaie, bandage qui a pour but de rapprocher les parties profondes, et d'en obtenir la réunion aussi vite que possible. Il rapproche ensuite très-mollement les lèvres de la plaie à l'aide de bandelettes agglutinatives qu'il fait adhérer sur le bandage, et applique sur la plaie un plumasseau de charpie imbibé de glycérine. (Dubrueil ; *Thèse d'agrégation*, 1869, pag. 78. Paris.)

Enfin, M. le professeur Dubrueil, s'inspirant de la pratique de Barbosa et de Denonvilliers, propose un pansement fort analogue au précédent.

«En résumé, je proposerai, lorsque l'hémorrhagie a été complétement arrêtée et la plaie exposée à l'air pendant vingt minutes, de la laver avec de l'alcool camphré, d'appliquer un bandage circulaire assez serré commençant au-dessus du moignon, descendant vers la plaie et s'arrêtant à une faible distance de cette dernière; puis, de rapprocher mollement les lèvres de la plaie avec quelques bandelettes agglutinatives que l'on fait adhérer sur les doloires ; d'appliquer par-dessus des plumasseaux trempés dans de l'alcool camphré, et enfin de maintenir le tout avec le triangle de Mayor. Ce pansement n'est nullement irritant, ne ferme pas la plaie, et ne favorise pas l'absorption des produits délétères.

» En outre, il doit, je crois, être enlevé au bout de vingt-quatre heures, et la pratique des pansements fréquents, conseillés par Lisfranc, me paraît bien supérieure à celle de Magâti et Belloste. Chaque jour la plaie sera donc pansée, et chaque jour lavée avec l'alcool camphré. S'il y avait une réunion trop rapide des parties superficielles sans que les chairs soient réunies dans le fond, on désunirait les premières.» (Dubrueil; *loc. cit.*)

Telle est la réunion médiate.

Les chirurgiens sont encore bien éloignés d'être unanimes sur la façon dont il faut concevoir cette méthode de pansement. De là, des procédés nombreux qui, quoique nés d'un même principe et poursuivant un même but, n'en sont pas moins entièrement différents. Nous les avons à dessein exposés un peu longuement, non d'après leur plus ou moins d'importance, mais suivant leur plus ou moins d'ancienneté. Cet ordre naturel nous permet de suivre la méthode pas à pas dans les modifications successives qu'elle a subies en se perfectionnant. Et, cela est très-digne de remarque, elle s'est modifiée de telle manière qu'elle touche à la réunion immédiate au point de s'y confondre presque, et qu'un pas de plus dans la voie qu'elle a parcourue ne ferait qu'une seule et même méthode des deux méthodes rivales.

Qu'avons-nous pu constater, en effet? La diminution graduelle dans la quantité de charpie qu'on interposait au début avec si peu de ménagement: plus tard, ce n'est plus qu'un linge fenêtré et quelques bourdonnets, puis une simple mèche, puis rien; plus d'interposition; accolement, réunion dans toute l'étendue de la plaie, à l'aide de bandages compressifs qui agissent profondément sur les parties molles pour en amener l'adhésion primitive, et de bandelettes agglutinatives qui agissent sur les téguments et les rapprochent mollement. Un pareil mode de pansement n'est plus la réunion médiate, quoi qu'on en dise. Le but de la réunion médiate n'est-il point la réunion par seconde intention? Le chirurgien qui réunit les surfaces opposées d'une plaie, de manière à en amener l'adhésion primitive dans la plus grande étendue, se propose-t-il donc la réunion secondaire?

Cela ne peut se soutenir; et c'est commettre un étrange abus de langage que d'appeler réunion médiate, dans l'acception attachée à ce mot, une méthode de pansement dont le résultat probable et cherché peut être l'adhésion immédiate en grande partie.

Le retard volontaire apporté dans la réunion seule des téguments ou d'une partie des téguments établit entre la méthode que propose M. Dubrueil et la réunion immédiate, qu'il rejette, une différence tellement peu importante en vérité, que nous ne comprenons guère l'extrême répugnance qu'il affecte pour cette dernière méthode. Que la pratique des pansements fréquents, qu'il préconise, mettant ainsi dès le début en contact répété avec l'air les téguments légèrement entr'ouverts et les parties molles superficielles imparfaitement recouvertes; que le soin de rechercher et de rompre les adhérences qui se pourraient former hâtivement; que toutes ces manœuvres amènent, par une irritation accumulée chaque jour, l'inflammation et la suppuration d'une partie ou de la totalité du moignon, ce résultat provoqué ne saurait être un argument qui pût infirmer le rapprochement que nous avons cru devoir faire.

La plupart des chirurgiens partisans de la réunion secondaire, entraînés par l'évidence des faits, ont adopté, un à un et insensiblement, les moyens et les procédés de réunion employés par leurs adversaires. Leur méthode perfectionnée n'est plus la réunion secondaire, et un esprit non prévenu ne saurait établir entre cette méthode, quelle qu'en soit l'issue, et la réunion immédiate, telle qu'elle est pratiquée aujourd'hui par le plus grand nombre des chirurgiens qui ont recours à elle, une différence positive et d'une réelle valeur.

Mettons en parallèle les méthodes de pansement de Larrey, de Sédillot, de Legouest, de Denonvilliers, celle proposée par le professeur Dubrueil, et les méthodes de Lister, de Billroth, de Broca, etc. Les premières ont été appelées par leurs auteurs des réunions médiates; les dernières, des réunions immédiates. Pour nous, qui voulons étudier les faits sans prévention, sans parti pris, sans amour-propre engagé, sans préoccupation d'aucune sorte, il n'y a que peu ou point de distinction à établir entre elles ; et si nous cherchons la raison de ce désaccord, nous la trouvons dans ce fait, c'est que chacun a voulu rester sur le terrain qu'il avait choisi, à défaut d'un terrain neutre où les opinions pussent se rencontrer sans se choquer et s'effacer mutuellement.

Ce terrain neutre, terrain de conciliation, est la réunion immédiate incomplète, dont nous parlerons plus loin.

§ III.

RÉUNION IMMÉDIATE SECONDAIRE. — La réunion immédiate secondaire, introduite dans la pratique chirurgicale par O. Halloran en 1765, ne diffère de la méthode précédente que par le rapprochement des bords et des surfaces opposées de la plaie provoqué ultérieurement quand les parties profondes ont été en partie comblées par les bourgeons charnus ou par adhésion primitive, et que la suppuration est presque tarie. Ce n'est qu'une simple modification de la réunion médiate, modification adoptée par un grand nombre de chirurgiens pour achever plus hâtivement une cicatrisation opérée en partie.

Malheureusement cette tentative, que l'on ne se hasarde à faire qu'après mille dangers courus, n'est point toujours couronnée d'un plein succès. L'adhésion entre des surfaces bourgeonnantes que l'inflammation n'a abandonnées que dans une certaine mesure, et qui suppurent toujours plus ou moins, n'est plus aussi facile à obtenir qu'entre des surfaces récentes baignées de lymphe plastique organisable. S'il est vrai que dans beaucoup de cas les derniers efforts de la cicatrisation sont moins lents, et sa marche plus régulière, ce n'est qu'au prix de soins entendus et continuels.

Cette part faite à la réunion immédiate est donc sans importance, et les avantages qu'elle peut donner sont bien moindres que ne l'avait voulu son auteur, puisque, outre l'éventualité du résultat, nous savons qu'à ce moment tous les dangers qui menacent les plaies en suppuration sont conjurés en partie, et que cette période d'évolution cicatricielle est à l'abri, d'une façon générale, des complications nosocomiales qui envahissent si facilement les plaies récentes. Ce sont là, d'ailleurs, les motifs que donnent les partisans de cette méthode pour légitimer et expliquer cette tentative tardive d'occlusion, exempte encore des autres inconvénients attribués à la réunion immédiate, tels que clapiers, collections, fusées purulentes, etc.

3

Nous pouvons donc prétendre que la réunion immédiate secondaire ne saurait être séparée cliniquement de la réunion médiate, parce qu'elle n'en diffère en aucune façon au début, c'est-à-dire au moment où les inconvénients et les dangers de cette méthode sont les plus grands, et que d'ailleurs le rapprochement provoqué par le chirurgien peut se faire spontanément, en dehors de toute intervention, par le propre retrait de la membrane granuleuse. Nous croyons qu'on pourrait, à l'exemple de quelques auteurs, confondre les deux méthodes sous une dénomination commune : la réunion secondaire.

CHAPITRE II.

§ I.

Réunion immédiate. — La réunion immédiate est une méthode de pansement dans laquelle le chirurgien, en présence d'une plaie (d'amputation), en rapproche toutes les parties et les maintient, à l'aide de moyens spéciaux et divers, dans une coaptation exacte, de manière à amener leur adhésion dans un court espace de temps, sans le secours de l'inflammation, de la suppuration et de la granulation qui leur succède, mais par l'organisation rapide d'un tissu intermédiaire formé aux dépens du blastème plastique qui s'épanche.

La réunion immédiate n'a été appliquée aux plaies d'amputation que fort tard. Des moyens hémostatiques très-imparfaits, et l'idée que l'on se faisait de la cicatrisation, devaient empêcher longtemps les chirurgiens d'y avoir recours.

Malgré la découverte de la ligature pas Ambroise Paré, malgré les essais de Lodwam, il faut arriver jusqu'au milieu du xviiie siècle pour voir la réunion immédiate après les grandes opérations vantée et positivement recommandée par James Jonge. Mais sa voix fut peu écoutée. O'Halloran, peu après, ralliait à sa méthode, la réunion immédiate secondaire, un grand nombre de chirurgiens qui avaient été retenus par l'usage et les préjugés quand il s'était agi de réunion immédiate. Cependant une réaction s'opérait en faveur de cette méthode. Bientôt elle eut des partisans nombreux et éminents qui par leur exemple et leurs écrits la firent adopter définitivement en Angleterre. C'étaient Sharp, Valentin, Alanson, John Hunter, John Bell, Astley Cooper, etc.

En Italie, vers la même époque, Assalini vulgarisait l'emploi de la même méthode, et, enhardi par les succès qu'il avait obtenus, l'élevait à la hauteur d'un principe.

Richter, un des premiers grands chirurgiens de l'Allemagne, contribua puissamment, vers la fin du xviiie siècle, à répandre et à enraciner dans son pays la méthode anglaise, qui quelque temps plus tard comptait parmi ses partisans Langenbeck et de Græfe.

En France, la réunion immédiate n'a point été accueillie avec la même faveur. Employée avec succès et pour la première fois par Desault, en 1788, après une amputation de cuisse, et par Percy, qui à l'affaire de Neubourg pratiqua 92 amputations et obtint 86 guérisons, elle commença à se répandre chez nous. Malheureusement Pelletan, en 1810, s'élevait fortement, avec sa grande autorité, contre cette méthode, et, soutenu par Larrey, Dupuytren, Sabatier, Boyer, lui porta un coup dont elle ne s'est point relevée, à Paris du moins. malgré les efforts de Dubois, de Richerand, de Roux, l'appui de Gensoul, de Rigal, de Blandin, et le jugement favorable de Velpeau, de Malgaigne et de Nélaton.

Maunoir (de Genève), en 1812, s'était chargé de réfuter les assertions de Pelletan. Son Mémoire fit sensation et éclaira les esprits ; mais il ne put cependant triompher des scrupules presque systématiques de l'École de Paris.

À Montpellier, cette méthode devait être jugée différemment. Delpech s'en déclara partisan enthousiaste ; Serre, Alquié, marchèrent dans la même voie, et la réunion immédiate est devenue un dogme professé par tous les chirurgiens de l'École.

Comment, d'une façon générale, doit-on faire la réunion immédiate ? Il importe peu que l'amputation soit circulaire, à un ou à deux lambeaux ; mais dans tous les cas il faut assez ménager les téguments pour qu'ils

puissent recouvrir sans tiraillement l'extrémité du moignon ou les surfaces dénudées ; il faut que l'os soit coupé assez haut pour n'être point
directement recouvert par la peau, mais pour que celle-ci soit doublée par
une épaisseur suffisante de parties molles. Le chirurgien doit s'efforcer
de lier aussi complétement que possible tous les vaisseaux ; puis la plaie
est nettoyée très-exactement, de façon qu'il ne soit point laissé le plus
petit caillot sanguin ou quelque corps étranger dont la présence pourrait
bientôt devenir une cause d'insuccès. On rapproche alors les tissus et les
téguments, et on assure leur coaptation à l'aide des sutures, des bandelettes agglutinatives, des appareils et des bandages. Mais là naît le désaccord.
Les uns veulent que l'on réunisse dans toute l'étendue de la plaie et des
téguments ; les autres ne pensent point que l'adhésion puisse être com-
promise par la non-coaptation de quelque point limité et isolé. C'est le contraire qu'il faudrait dire. De là, deux camps et deux méthodes : réunion
immédiate absolue, totale ; réunion immédiate incomplète. Nous devons
légitimer cette division.

§ II.

Réunir dans la plus grande grande étendue de la plaie et laisser libres
de toute suture certains points les plus déclives ou ceux où l'accolement
des parties ne pourrait se faire sans tiraillements, ou même interposer
entre les surfaces de la plaie, dans un angle ou suivant le trajet de l'os, un
drain ou une mèche de charpie ou de lint : voilà la formule générale de la
réunion incomplète ; et c'est là une pratique suivie dans tous les cas par un
grand nombre de chirurgiens qui voient, dans la coaptation trop exacte,
la source d'inconvénients plus ou moins nombreux et plus ou moins graves.
C'est, par le fait, une méthode particulière. C'est de la réunion immédiate
par la cicatrisation très-rapide qu'elle amène, et qui se fait en grande partie
par adhésion primitive, et pour cette autre raison, que dans la réunion
immédiate l'interposition des fils à ligature est une cause de désunion
partielle.

Ce qui différencie les deux méthodes, c'est que dans l'une (la réunion

incomplète), la non-coaptation de certains points est le fait de la volonté du
chirurgien, qui cherche à procurer ainsi une libre issue, soit aux liquides
qui pourraient s'accumuler entre les surfaces et entraver leur adhésion,
soit aux séquestres qui résultent de l'exfoliation de l'os nécrosé par la scie ;
tandis que dans l'autre méthode, la réunion est rendue aussi complète que
possible dans tous les points, autant du moins que peut le permettre l'interposition disséminée des fils à ligature, interposition redoutée par quelques chirurgiens, au point qu'ils ont coupé près du nœud toutes les ligatures, ou changé leur direction. Cela n'est-il point très-important, et pou-
vons-nous ne point en tenir compte? Je ne crois pas qu'on puisse nous
accuser d'établir une division que ne justifie aucune considération sérieuse,
division sans but comme sans fondement, et ne reposant que sur une interprétation exagérée ou subtile de certains préceptes que leur peu d'importance ne permet point d'ériger en règle et de grouper en doctrine. Il suffit de parcourir ce qui a été écrit à ce sujet par les partisans de l'une ou
l'autre méthode pour se convaincre qu'il y a entre eux un désaccord
profond.

Nous lisons, par exemple, dans le courant d'une observation d'amputation de cuisse recueillie et commentée par le Dr Lafosse, chef de clinique
chirurgicale : «Les ligatures réduites à un seul chef furent distribuées dans
les points parallèles de la plaie, et cette dernière fut fermée complétement,
après en avoir abstergé soigneusement même le sang coagulé qu'elle pré-
sentait. Il ne fut laissé aucun point de la plaie ouvert pour servir d'égout
au reste, comme on le fait presque généralement. — Ce soin puéril, que
nous omettons à dessein, dit le professeur (Delpech), est merveilleusement
propre à faire manquer la réunion immédiate dans toute la plaie coaptée.
En effet, dans le point laissé ouvert, l'inflammation suppurative ne peut
manquer de s'établir ; et ce serait un grand et très-heureux hasard si
cette inflammation ne se propageait pas au reste de la plaie. Le véritable
moyen de n'être pas embarrassé de collections purulentes consiste dans
les soins propres à éviter qu'il n'en soit formé ; et le soin dont il s'agit est
propre à déterminer des effets tout opposés.» (*Mémorial des Hôpitaux du
Midi*, tom. I, pag. 296.)

« Il est recommandé partout, dans les livres de l'art, dit Delpech, et tous les praticiens se conforment à ce précepte, de laisser, dans la circonférence d'un moignon, d'une plaie où l'on tente la réunion immédiate, un angle ouvert, étalé, pour l'écoulement du pus, s'il s'en forme. Nous pouvons assurer que ce soin, parfaitement inutile, est plein d'inconvénients ; le moindre est de rendre l'inflammation et la suppuration inévitables. Les faits démontrent pour tout observateur de bonne foi et sans prévention, ainsi que nous l'avons avancé dans ce même journal, que l'inflammation n'est nullement nécessaire pour le succès de la réunion immédiate, qu'elle peut ne pas nuire à cette opération, pourvu qu'elle soit légère ; mais l'inflammation suppurative ne peut y être innocente ; et comment empêcher qu'elle ne se propage à la totalité d'un moignon, lorsqu'on en établit à dessein l'indispensable nécessité dans un point? Nous avons abandonné ce précepte, nous réunissons tout, et nous réussissons ; que les plus habiles prononcent. » (Delpech ; *Mémorial des hôpitaux du Midi et de la Clinique de Montpellier*, tom. I, pag. 508.)

« L'induction et l'expérience, dit-il encore, nous ont conduit aux résultats auxquels nous nous sommes arrêté. Les avantages que nous en recueillons à la face de toute une École, et depuis nombre d'années, sont si grands et si communs que nous ne pouvons douter que nos procédés en soient la véritable cause, et que nous ne pouvons nous empêcher de déclarer, parce que nous en sommes intimement convaincu, qu'il est *impossible d'en rien retrancher sans compromettre l'issue* d'une amputation. »

Plus loin : « La défiance avec laquelle on n'a jamais pu cesser d'envisager les projets de réunion immédiate est la source de l'une des véritables causes des revers qu'elle a essuyés ». « Elle ne saurait réussir dans toute l'étendue des surfaces récentes mises en contact, dit-on : La suppuration est inévitable dans un grand nombre de points». « De là, la nécessité à laquelle on s'est cru tenu de *réserver un égout pour le pus, et dans cette vue de maintenir un corps étranger interposé dans un point, un angle de la plaie.*

»Si l'on voulait à dessein faire manquer la réunion, que pourrait-on faire de plus rationnel ? Le contact d'un agent externe ne peut manquer de provoquer le travail pyogénique, et dans ce point, et dans les points continus, et peu à peu partout. La précaution n'est pas seulement inutile, elle est dangereuse ou plutôt sûrement funeste. Nous pouvons attester qu'en y renonçant on aura déjà retranché un grand mal. Que l'on remarque bien qu'ici nous ne raisonnons pas, nous racontons simplement le résultat des faits. » (Delpech ; *Mémorial des hôpitaux du Midi*, tom. II, page 159.)

Je ne pense pas qu'il soit possible d'être plus explicite et plus exclusif.

Si ces quelques citations n'étaient pas suffisantes pour démontrer jusqu'à quel point Delpech était partisan de la réunion exacte, totale, absolue, nous aurions une preuve encore dans le fait suivant. Dans le service de clinique chirurgicale qu'il dirigeait avec tant d'éclat, la pourriture d'hôpital sévit un moment avec une violence si exceptionnelle qu'il suffisait, pour la faire naître, de l'écartement et de l'irritation produits aux bords de la plaie par un fil à ligature isolé. Incontestablement, plusieurs moyens s'offraient pour combattre ce fléau terrible. Delpech avait fait de la pourriture une étude toute particulière. Convaincu de sa nature contagieuse, certain qu'elle dépendait toujours de causes extérieures, l'occlusion parfaite était le moyen auquel il dut songer à recourir. Employer dans ce but des appareils plus ou moins compliqués, il n'y songea pas. Il fit un pas de plus dans la voie qu'il avait tracée pour la réunion immédiate.

«Les fils, en raison de leur interposition entre les lèvres de la plaie, ont été souvent cause de pourriture d'hôpital, en laissant subsister quelques surfaces suppurantes extérieures. Pour éviter cet inconvénient, nous avons pris le parti de ne plus réserver de bouts de ligature et de couper les fils contre le nœud, afin de n'avoir plus d'interposition, et de pouvoir faire une *réunion exacte et complète*. Dès-lors, n'ayant plus de plaie extérieure, nous n'avons plus eu de pourriture à la suite de nos amputations.» (*Mémoire sur la pourriture d'hôpital.*)

Delpech n'a point été le premier à émettre ces idées. John Bell auparavant avait écrit : «Toutes les fois que les lèvres de la division ne sont point rapprochées avec exactitude, et que la réunion immédiate n'a pas lieu partout, il s'établit une phlegmasie plus ou moins intense, qui se propage aux parties mêmes où l'adhésion s'est opérée, en sorte que le défaut de réunion dans un point compromet celle de tout le reste.» (*Traité des plaies.*)

M. Bouisson, dont l'autorité en cette matière est également prépondérante, s'est montré partisan de la réunion complète. « L'éloignement des causes d'inflammation constitue donc véritablement l'indication essentielle du traitement d'une plaie; et toutes les fois que la solution de continuité est disposée de telle sorte qu'on peut en réunir les deux moitiés respectives sans courir d'ailleurs d'autres chances qui se rattacheraient à des conditions spéciales, le moyen le plus fidèle d'assimiler la surface lésée à une surface saine, et d'y provoquer un travail de réunion comparable à l'acte physiologique de la nature, c'est d'affronter les parties en écartant la présence de tout corps étranger, et en assurant cet affrontement des surfaces par des moyens efficaces de *synthèse totale*.

»Au lieu de se jeter dans des voies étranges pour protéger les plaies, au lieu de leur créer un milieu spécial ou une atmosphère faite exprès, n'est-il pas plus simple de clore la solution de continuité, de l'effacer pour ainsi dire par un affrontement efficace, de ne donner pour topiques aux surfaces saignantes que des surfaces de même nature, de la soustraire surtout au contact de tout corps étranger qui pourrait susciter le développement inflammatoire, en un mot d'assimiler autant que possible une plaie ordinaire à une plaie sous-cutanée simple?·

» La présence de chaque ligature provoque dans le point qu'elle occupe une inflammation d'un degré supérieur à celui qui est nécessaire pour l'adhésion. Une traînée de suppuration se manifeste, et, si les fils sont nombreux, ce travail morbide se généralise en faisant échouer la réunion immédiate. Il est évident que cette possibilité est corrélative à la longueur de trajet parcourue par les liens, et en somme à la masse totale qu'ils représentent en qualité de corps étrangers emprisonnés dans la plaie. Aussi, lorsque celle-ci est profonde et que les fils sont en contact avec beaucoup de tissus, avant de parvenir à l'extérieur, comme dans certaines amputations à lambeaux, ou après l'ablation de tumeurs qui laissent un vide considérable dans l'épaisseur des parties, nul doute que l'irritation qui résulte de leur présence ne soit un obstacle sérieux au succès de la réunion immédiate. Nous avons pensé qu'on pouvait remédier à cet inconvénient en supprimant le long trajet des fils dans l'intérieur des plaies. Au lieu de les ramener de leur point d'application jusqu'aux bords de la plaie, il suffit de les diriger, par le chemin le plus court, vers l'extérieur, à travers l'épaisseur même de la peau.»

Suivent deux observations d'amputation de bras, où ce moyen fut appliqué avec succès.

« Ces faits, recueillis presque au hasard parmi beaucoup d'autres, tendent à démontrer que la précaution dont nous cherchons à prouver l'utilité est réellement efficace pour simplifier le travail naturel de réparation à la suite des opérations. On peut ainsi clore exactement la plaie par le rapprochement de ses lèvres, que l'interposition des ligatures ne sépare dans aucun point; et si l'on a eu le soin d'extraire exactement tous les fils par la peau, de manière à n'avoir dans le fond de la plaie qu'un nœud trop exigu pour y jouer réellement le rôle de corps étranger, on se placera dans les meilleures conditions pour favoriser et abréger la guérison. » (*Tribut à la chirurgie*, tom. I, pag. 443 et suiv.)

§ III.

La réunion immédiate incomplète a vécu côte à côte avec la méthode précédente, ralliant autour d'elle la majorité des chirurgiens. Les citations que nous avons faites de Delpech montrent qu'à son époque c'était la pratique générale. Aujourd'hui elle a autant, sinon plus, de partisans qu'alors; mais ils ne pratiquent point tous la réunion de la même manière. Les uns, rapprochant sans effort les téguments, ménagent dans les points les plus déclives de la plaie une issue facile aux liquides qui se pourront former. Les autres laissent ouvert uniquement un angle de la plaie pour masquer sous les parties molles la surface de section de l'os, et la protéger ainsi du contact de l'air, qu'ils regardent comme très-défavorable. Un

4

assez grand nombre enfin laissent, suivant le trajet même de l'os, un espace libre dans lequel ils interposent fort souvent un corps étranger qui reste en place plus ou moins longtemps.

A ces différents procédés se rattachent actuellement des noms célèbres, entre autres Lister, Broca, Billroth, Courty. Voici en effet, en quelques mots, les conclusions auxquelles arrive M. le professeur Courty dans un article du *Montpellier médical* de 1861 ; c'est à propos d'une ablation de sein qui avait nécessité une dissection étendue, et à la suite de laquelle la guérison avait été complète au dix-huitième jour, bien que la réunion n'eût pas été faite au niveau de l'aisselle dans une longueur de 3 centi- mètres : La réunion immédiate est possible même dans le cas où elle n'est pas cherchée dans toute l'étendue de la plaie. Il faut savoir sacrifier l'in- certain pour ce qui est certain. La réunion des parties profondes doit être la précaution fondamentale. Peu importe que les lèvres cutanées se réu- nissent d'emblée et parfaitement. L'adhésion hâtive des téguments, si les surfaces viennent à suppurer, peut être la source d'inconvénients moins grands qu'on l'a prétendu, et moins dangereux, mais réels, et apportant dans la cicatrisation des retards inattendus.

Plus loin, après avoir parlé de la compression méthodique comme moyen d'amener et d'assurer l'affrontement des parties profondes, en expulsant au dehors les corps étrangers, sang, pus, sérosité, qui pourraient s'accu- muler entre les surfaces et empêcher leur réunion; après avoir appelé l'attention sur les inconvénients et les dangers qui résulteraient d'une mau- vaise application de ce moyen, rapprochant de ces inconvénients et de ces dangers ceux produits par les sutures et les agglutinatifs, qui n'agissent que sur les bords des lambeaux, M. le professeur Courty s'exprime en ces termes :

« Leur pression ne s'étend pas loin, mais elle est énergique et déter- mine la coaptation *si exacte* des lèvres de la plaie, que l'épanchement sanguin, n'y trouvant pas d'issue, séjourne forcément dans le lieu de sa production, et se trouve entre deux efforts opposés (les sutures et la com- pression) qui, sans l'expulser entièrement, déchirent l'adhésion récente des bords libres, et font échouer la réunion immédiate à la fois dans tous

les points. Aussi *doit-on de toute nécessité se garder de clore trop exacte-*
ment, et dans toute leur étendue, les vastes plaies, comme celles qui suivent
les amputations. Quelques millimètres de bords libres béants peuvent assurer
la réunion de tout le reste. L'occlusion complète de la plaie sur toute la
ligne peut empêcher la réunion dans toute son étendue, sans assurer l'adhé-
rence même de ses lèvres, détruite bientôt par l'effort du contenu et par la
propagation de l'inflammation et de la suppuration. Ce que nous venons de
dire du sang, nous pouvons le dire également de l'air, du pus, de tout
fluide tendant à se produire et à s'interposer entre les deux lambeaux. »
(*Montpellier médical,* 1861, tom. VII. *De la réunion immédiate.*)

La conclusion qui se peut tirer de ces diverses citations ne vient-elle
point confirmer entièrement la division que nous avons établie? Les uns,
ayant à leur tête Delpech, veulent que la coaptation entière, complète des
bords de la plaie soit recherchée dans tous les cas comme l'unique moyen
d'assurer le succès de la réunion primitive, et affirment que laisser ouvert un
point quelconque de la ligne de réunion, c'est vouloir tout compromettre.
Cela est posé comme une règle dont on ne saurait se départir sans les plus
grands inconvénients.

Est-il possible, après cela, de confondre sous une même dénomination
cette pratique si nettement formulée et celle des chirurgiens qui pensent
au contraire et soutiennent que l'occlusion trop exacte doit être suivie de
conséquences fâcheuses, et pour qui, à l'encontre des premiers, la non-
coaptation de quelque point est le moyen le plus certain d'éviter les complications qui mènent à l'insuccès? Il y a là une différence capitale'fondamentale qu'il n'est pas permis de méconnaître, quelque loin que soit
poussée l'envie de généraliser. Que cette différence se poursuive jusque
dans les résultats que les deux méthodes ont pu donner entre les mains
des chirurgiens qui les ont défendues, nous ne possédons pas de documents suffisants pour l'affirmer péremptoirement; mais nous inclinons à
le croire.

§ IV.

Ce serait ici le lieu de faire l'étude comparative des avantages et des inconvénients que peuvent offrir la réunion secondaire et la réunion immédiate, si nous ne regardions cette question comme résolue. Presque tous les chirurgiens s'accordent à reconnaître aujourd'hui la supériorité de la réunion immédiate à un point de vue général. Entrer dans une discussion qui n'eût pour ce motif présenté que peu d'intérêt, nous a paru dépasser le but que nous devions nous proposer dans un travail de ce genre. Nous pensons qu'il serait hors de propos et fastidieux peut-être de redire, sur ce sujet tant controversé, ce que bien d'autres ont déjà dit avec plus d'autorité que nous n'en saurions avoir. Je ne crois donc pas devoir insister sur ce point. D'autant moins que la tendance manifeste qui s'impose chaque jour davantage aux chirurgiens partisans de la réunion secondaire, de se rapprocher de plus en plus des procédés et des moyens que la réunion immédiate met en œuvre, est une preuve encore de la supériorité de cette méthode; et que le rapprochement que nous avons fait entre les procédés actuels de réunion médiate employés par un certain nombre de chirurgiens, et la réunion immédiate elle-même, enlève toute raison d'être à un parallèle que nous établirions entre deux choses devenues semblables.

Nous rejetons la réunion médiate. Nous pensons qu'elle ne doit jamais être qu'un pis-aller applicable seulement à certains cas tout particuliers. La réunion immédiate, dont les avantages sont incontestables, lui doit être préférée en général. Mais ici, nous nous heurtons encore à une question de préférence. La division que nous avons établie précédemment étant admise, deux méthodes de réunion immédiate se présentent au choix du chirurgien : la réunion incomplète, et la réunion totale. Quelle est, des deux méthodes, celle à laquelle il faudra recourir ? La réunion immédiate incomplète.

Certes nous ne pouvons qu'applaudir aux succès obtenus par les chirurgiens fort éminents qui ont pratiqué et défendu avec talent et conviction la réunion immédiate totale, parfaite dans tous les points. Mais ces succès

peuvent être considérés autant comme le résultat d'un grand talent chirurgical, de profondes connaissances cliniques, de soins minutieux et habiles,
et surtout de conditions particulièrement favorables, que comme le fait de
la méthode qu'ils employaient. A preuve, les insuccès nombreux qui sont
venus décourager de moins habiles ou de moins heureux, l'incrédulité
presque générale avec laquelle sont accueillis les faits de réunion immédiate,
qui pourtant ne sont pas très-rares, et le reproche de témérité qui semble
s'adresser de partout à ceux qui, plus confiants dans le succès, ne craignent
point d'avoir recours à cette méthode de pansement.

Nous-même nous ne pouvons méconnaître que la réunion immédiate
ainsi faite n'ait présenté maintes fois des inconvénients, des dangers réels ;
l'observation clinique le prouve. Et beaucoup de chirurgiens qui d'abord
avaient eu recours à cette méthode de pansement ont, dans la suite, cru devoir
renoncer à elle ; mais ils ont du même coup condamné tous les procédés qui
s'y rattachaient. Ç'a été là un tort véritable. Car si nous reconnaissons que
les attaques dirigées contre la réunion immédiate ont eu quelque fondement, nous ne pouvons admettre cependant qu'elles conviennent à tous
les procédés confondus sous cette dénomination univoque. Tous les chirurgiens ne conçoivent pas la réunion immédiate de la même manière,
et les différents procédés auxquels ils ont recours ne présentent ni les
mêmes inconvénints, ni les mêmes avantages. Dans les statistiques, très-
imparfaites d'ailleurs, enregistrant les insuccès attribués à cette méthode,
a-t-on fait la part exacte qui devait revenir à chaque procédé ? Je ne le
crois pas, et ne l'ai vu nulle part.

C'est là pourtant ce qu'il fallait faire pour arriver à une conclusion irréfragable, et condamner justement la réunion immédiate. Et c'est pour cette
raison que nous avons insisté sur la division que nous voudrions qu'on
établit dans la réunion immédiate. C'est dans le but de faire disparaître
les erreurs engendrées par une confusion regrettable que nous voudrions
que l'on considérât comme deux méthodes distinctes la réunion immédiate
dans laquelle la coaptation est aussi exacte que possible, et la réunion
immédiate dans laquelle le chirurgien laisse quelque point ouvert à l'écoulement des liquides de la plaie ; que l'on reconnût, en un mot, une réu-

nion immédiate totale, plus précise dans sa forme, et une réunion immédiate incomplète, réunissant un certain nombre de procédés.

Cette division a une importance réelle, parce qu'elle ne permettrait plus de rejeter indistinctement sur le compte de la réunion immédiate ce qui n'appartient en réalité qu'à l'une ou l'autre des méthodes confondues dans cette acception commune. Cette division est parfaitement légitime, car nous ne craignons pas d'avancer que les résultats que les deux méthodes peuvent donner ne sauraient être identiques. Et, malgré l'autorité des défenseurs de la réunion immédiate totale, nous sommes tellement persuadé que l'avantage est tout à la réunion incomplète, que nous n'avons pas hésité à préférer cette méthode de réunion, bien que nous soyons partisan convaincu de l'occlusion exacte des plaies d'amputation. Nous pensons, en effet, que l'occlusion obtenue par un bandage bien fait et bien conçu est plus efficace et moins aventureuse que par la coaptation trop exacte des téguments. Nous pensons qu'une réunion trop complète en ce point peut être défavorable dans beaucoup de cas, en empêchant la sortie des matières qui se seraient épanchées entre les surfaces accolées , et que repousse énergiquement au dehors la compression méthodique, dont nous proclamons l'incontestable utilité à plusieurs égards, et regardons l'emploi comme indispensable.

L'occlusion qu'obtenait Delpech en sectionnant près de l'artère les fils à ligature , justifiée par de nombreux succès et des circonstances toutes particulières, peut être la source d'inconvénients très-grands, et doit être rejetée. Il est évident que les nœuds abandonnés au fond de la plaie seront généralement, malgré quelques observations contradictoires, cause de suppurations locales, qui, tout en faisant échouer l'adhésion en ce point, peuvent demeurer sans danger si elles sont très-limitées et peu rapprochées; mais, voisines et nombreuses, elles peuvent se réunir, détruisant l'adhésion dans tous les points, et s'accompagnant de phénomènes inflammatoires plus ou moins violents, former de véritables abcès plus ou moins considérables (car le pus engendre le pus), et par suite donner lieu à des fusées purulentes, à des phénomènes de résorption, si une issue spontanée ou provoquée ne vient à temps permettre le libre écoulement du pus,

et l'élimination des corps étrangers qui avaient engendré tous ces phénomènes.

L'occlusion par le procédé de M. Bouisson est de beaucoup préférable,
et ne saurait être attaquée par les arguments qu'on peut diriger contre
celle de Delpech. Nous avons vu que pour s'opposer à l'inflammation
suppurative qui pouvait naître sur le trajet des fils, et désunir les surfaces
de la plaie et les téguments, M. Bouisson, au lieu de diriger les ligatures
entre les surfaces accolées, les porte au dehors, en leur frayant avec l'ai-
guille, conduite directement à travers les tissus et les téguments, le chemin
le plus court. On peut donc, comme dans le procédé ordinaire, retirer les
fils au temps voulu, et leur élimination n'exige point le travail suppuratif,
qui devient presque indispensable s'ils demeurent enfermés au milieu des
tissus. Le seul reproche qu'il est permis d'adresser à ce procédé ingénieux,
c'est que les fils peuvent amener, par leur contact dans les muscles qu'ils
traversent, des contractions très-nuisibles au travail adhésif.

Mais, en vérité, une coaptation aussi exacte et aussi rigoureuse des tissus
et surtout des téguments n'est point indispensable. Les inconvénients qu'il
pourrait y avoir à laisser les fils à ligature sortir entre les lèvres de la
plaie, soit qu'on les tienne isolés, soit qu'on les réunisse en faisceau, me
semblent exagérés. Cette interposition n'est pas toujours accompagnée de
suppuration bien évidente, ainsi que le démontrent bon nombre d'observations. Et s'il survient en général, en ce point, un peu d'inflammation
même suppurative, cette inflammation ne se propage pas si inévitablement dans tous les cas, que l'adhésion ne puisse se faire dans la plus grande
partie de la plaie: et cela suffit presque toujours pour amener très-rapidement une réunion qui se complète peu de temps après la sortie des ligatures.

Nous ne pouvons comprendre que John Bell et Delpech aient tant
insisté sur les inconvénients et les dangers que peut engendrer le défaut
de réunion en un point limité, parce que la réunion n'est jamais si parfaite
partout, malgré toutes les mesures préventives, qu'un peu de suppuration
ne se montre quelque part.

Nous reconnaissons cependant que la réunion incomplète, telle que la font beaucoup de chirurgiens, présente de réels inconvénients. Elle a été mal conçue peut-être, ou mal secondée. Mais cela ne doit point nous faire abandonner cette méthode, dont les avantages, en principe, demeurent incontestables. Et il nous paraît plus sage et plus pratique de chercher, guidés par l'expérience acquise, à la perfectionner peu à peu, grâce à une observation minutieuse et qui ne recule devant aucun détail, de façon à en retirer à la fin tous les avantages qu'elle promet.

Dans cette méthode, la partie limitée de la plaie qui reste béante peut être en contact permanent avec les pièces de pansement : elle l'est certainement avec l'air. Les fils à ligature, réunis le plus souvent en un faisceau commun dans ce point, déterminent par leur contact avec les chairs, dans une étendue assez grande, un froissement et un écartement qui ne peuvent être sans inconvénients. Notons encore qu'outre les ligatures, quelques chirurgiens interposent à ce niveau un corps étranger, drain, linge fin roulé, mèche de charpie ou de lint. L'irritation amenée par ces diverses causes et d'autres encore fortuites, qui peut être augmentée fort souvent par une susceptibilité individuelle incontestée, est, dans certains cas trop grande pour n'être pas suivie d'inflammation suppurative, non-seulement au niveau des téguments, mais dans les tissus mêmes, jusque dans la profondeur du moignon, car le trajet de chaque fil du faisceau des ligatures constitue une voie ouverte à la propagation inflammatoire.

La plupart des chirurgiens, réunissant exactement les angles de la plaie, placent les fils à ligature au centre, suivant le trajet de l'os. C'est, à mon sens, une pratique peu favorable. En effet, il se formera là une sorte de réseau dont toutes les branches, constituées par une traînée purulente, sont réunies entre elles à l'origine du faisceau des ligatures et enserrent de plus en plus les tissus intermédiaires encore sains, mais tout disposés à s'enflammer. L'os n'est pas suffisamment protégé du contact de l'air, et le pus qui se forme autour des fils le baigne de toutes parts. Il se fait là un travail morbide considérable, parce que tous les efforts sont unis dans un même but. Aussi voit-on quelquefois apparaître des accidents plus ou moins redoutables, que des soins bien entendus ne peuvent que pallier sans les prévenir. Combien plus désavantageuse doit être la pratique qui

veut qu'outre les ligatures, on interpose encore entre les tissus un corps
étranger, dans le but inutile de faciliter l'écoulement du pus. Quel avantage peut-il y avoir à augmenter la violence des suppurations partielles engendrées par les ligatures, et à grossir ainsi volontairement le contingent
des obstacles à la réunion primitive ? Est-ce à dire pourtant que nous con-
damnions formellement un procédé auquel beaucoup de chirurgiens, et
des plus distingués, doivent de nombreux succès ? Loin de nous une pa-
reille présomption ; mais nous ne voudrions pas que la crainte d'une suppuration éventuelle amenât les chirurgiens à la provoquer forcément au-
delà de certaines limites incompatibles avec le plus petit succès.

L'inconvénient dont nous parlons n'existe plus si chaque fil est séparé,
indépendant ; le pus, s'il se forme, n'a plus la même facilité à se répandre
dans tout le moignon, de proche en proche ; il n'a plus, pour le conduire,
les canaux ramifiés que forment les ligatures qui du faisceau commun
irradient en divers sens jusque dans la profondeur du moignon.
On peut éviter ainsi les inflammations multiples et étendues qui
résultent de trajets multiples que l'union des ligatures rendait soli-
daires en quelque sorte. On arrivera au même résultat avantageux si,
en réunissant les fils à ligature en faisceaux, on leur fait suivre un même
trajet parallèle. Les conditions sont évidemment les mêmes que précédemment. Dans tous les cas, il faut se garder de distribuer.les fils de telle
manière qu'ils se trouvent en contact, soit avec les côtés, soit avec la surface de section de l'os. Ce contact prolongé, quelque léger et peu étendu
qu'il soit, peut, et cela d'autant mieux que du pus se sera formé, contri-
buer à faire naître ou accroître, dans l'os même ou le 'périoste, l'inflammation que le traumatisme chirurgical a rendue imminente, et dont le résultat
doit être la nécrose de ces parties.

On comprend qu'il n'est guère possible, dans de telles conditions,
de déterminer à l'avance quels seront les points d'émergence des fils à
ligature. Ils varieront forcément avec la forme de la plaie et la situation
respective des artères qu'on aura liées. Ce que nous pouvons dire pourtant,
c'est que, les trajets parcourus par les fils devant servir de canaux d'écoulement aux liquides épanchés, leur direction sera telle qu'elle puisse s'allier

5

aisément à l'effort expulsif exercé par le bandage, dont l'emploi est pour nous indispensable. Une direction transversale serait très-défavorable, ce nous semble, parce que la compression agit en ligne directe, de la base des lambeaux à leur extrémité.

Nous devons ajouter, pour donner une idée complète de la méthode telle que nous la concevons, qu'il faut, à la précaution dont nous venons de parler, joindre celle d'espacer assez les sutures et de les serrer assez mollement au niveau des points d'émergence pour permettre au gonflement inflammatoire provoqué par les fils à ligature de se produire sans étranglement, ou du moins sans amener un rapprochement tel des téguments ou des tissus, que l'écoulement des liquides devienne impossible.

En résumé, réunir la plaie dans toute son étendue; disposer les fils à ligature isolément, et autant que possible dans le sens où s'exerce l'effort expulsif de la compression ; si ces fils sont nombreux, les réunir en deux ou trois faisceaux, de telle façon qu'ils parcourent après leur accolement un même trajet parallèle dans toute leur longueur, et dans tous les cas éviter leur contact avec l'extrémité de l'os ; augmenter, au niveau des points d'émergence, l'intervalle des sutures ; n'exercer sur elles que l'effort nécessaire pour rapprocher mollement les téguments, et soutenir leur action à l'aide de quelques bandelettes agglutinatives réparties avec mesure : telle doit être la réunion incomplète. Ainsi comprise, cette méthode me paraît supérieure à la réunion totale, et les reproches qu'on a pu adresser à celle-ci ne sauraient l'atteindre. L'expérience ne peut nous démentir.

CHAPITRE III.

§ I.

Tous les chirurgiens, avons-nous dit, s'accordent aujourd'hui à reconnaître les avantages de la réunion immédiate. Sa supériorité sur la réunion secondaire est aussi incontestée qu'incontestable. Mais un grand nombre ne veulent point recourir ou ne recourent qu'avec hésitation et timidement à son emploi dans les plaies d'amputation, parce qu'ils la tiennent pour impossible à réaliser. C'est le grand argument que les détracteurs de cette méthode opposent à ses partisans. La possibilité de la réunion immédiate, pour les plaies dont il s'agit, est par eux méconnue presque entièrement et rejetée comme un leurre. Nous ne croyons pas devoir passer outre sans essayer de faire ressortir que cette opinion, très-accréditée, n'est pourtant que le résultat d'une interprétation défectueuse des données théoriques et des faits cliniques.

On dit : Quelque avantageuse que puisse être la réunion immédiate, dans certaines conditions et pour certaines plaies, elle n'est plus praticable s'il s'agit du traitement des plaies d'amputation. Pour celles-ci, il n'y a pas de réunion immédiate possible, au moins dans les grands centres, comme les hôpitaux.

Des faits cliniques nombreux ont démontré jusqu'à l'évidence son impossibilité dans la plus grande généralité des cas; les succès qu'on lui a attribués sont de pures illusions. Le plus souvent, les réunions qu'on a appelées immédiates n'étaient telles que pour certains esprits prévenus ; ce n'étaient, en réalité, que de vraies réunions secondaires. Il ne faut point oublier enfin qu'une tentative de réunion qui n'a pas réussi peut être la source de très-grands inconvénients et de complications souvent funestes. Aussi, pour n'avoir aucune déception, pour ne point faire courir au malade les risques d'un traitement dont l'échec peut être suivi de conséquences déplorables, et que dans tous les cas on ne saurait poursuivre quand même sans danger, nous recourons d'emblée à la réunion secondaire, moins hasardeuse, moins décevante, et aussi avantageuse, en fait, parce qu'elle n'est pas environnée des mêmes inconvénients et des mêmes dangers, et qu'elle succède bien souvent, bon gré mal gré, aux tentatives de réunion immédiate sans adhésion primitive.

«Vous avez sous les yeux un exemple de réunion qu'on appelle immédiate, chez un malade auquel nous avons amputé le bras pour une tumeur blanche ulcérée du coude. Les serre-fines avaient été employées avec le pansement à l'eau froide. *Quatre jours après* l'amputation, la peau *était réunie*, et pendant *vingt-cinq jours encore, au niveau des points par où sortaient les ligatures*, il s'écoula du pus même après la chute des fils, et la plaie ne fut fermée complétement que *trente jours* après l'opération.

»J'ai vu les choses se passer de la sorte dans beaucoup de réunions immédiates, et j'ai acquis la conviction que la réunion par première intention, à la suite des amputations, tient beaucoup d'une vue de l'esprit. Vous lisez des narrations ainsi conçues : Huit jours après, la plaie est presque complétement cicatrisée ; vers le seizième jour, les fils tombent, et il ne s'écoule plus rien, si ce n'est quelques gouttes d'un pus séreux, qui sort par l'ouverture destinée au passage des fils.

»Que signifient ces paroles ? Que la peau s'était réunie par première intention, mais qu'il restait encore des parties non réunies profondément, constituant une cavité en suppuration, c'est-à-dire des surfaces recouvertes de bourgeons charnus et qui se réunissent par seconde intention. On peut voir encore, dans ces observations, que la suppuration, dans la réunion médiate, n'est pas plus longue que dans la réunion dite immédiate. » (Velpeau; *Gazette des hôpitaux*, pag. 357, 1861.)

« Nous admettons l'immense supériorité de la réunion immédiate dans tous les cas où elle est possible et où on peut l'espérer *complète*. Mais nous en croyons les tentatives dangereuses partout où elle doit échouer. Nous préférons, pour le pansement des amputations, la réunion médiate telle que nous en avons exposé les règles. Nous réunissons la partie des téguments et des chairs qui peut être affrontée et maintenue dans un contact

parfait et dans une immobilité absolue. Nous laissons, vis-à-vis des extrémités osseuses, un espace libre pour l'écoulement des liquides, et nous
avons ainsi obtenu des guérisons complètes en dix-huit ou vingt jours, etc·

» Nous avons adopté en principe la réunion immédiate pour les seules
plaies qui offrent des conditions tout à fait favorables au succès de ce mode
de pansement. La réunion par première intention est, comme nous l'avons
exposé, le moyen de guérison le plus prompt, le plus avantageux et le
plus brillant, mais c'est à la condition de réussir. Si elle échoue, les complications les plus défavorables surgissent en grand nombre, et l'on en
reconnaît trop tard le danger. Les amputations étant particulièremen!
réfractaires à la réunion immédiate, en raison de la présence, au centre du
moignon, des extrémités osseuses, nous devions, d'après la règle générale
à laquelle nous nous sommes rallié, abandonner ce mode de pansement.
et nous n'avons pas eu à le regretter. » (Sédillot ; *Médecine opérat.*, tom. I,
pag. 348.)

M. le professeur Dubrueil, plus récemment, dans sa Thèse d'agrégation,
1869, écrivait, parlant de la réalité de la réunion immédiate :

» Je commencerai par exposer ici, d'après mes souvenirs et mes notes,
ce que j'ai observé à l'hôpital Saint-Éloi de Montpellier, où le service était
alternativement fait par Alquié et Bouisson, tous deux partisans quand
même de la réunion immédiate, et mettant toujours en usage les moyens
propres à la procurer. Je n'ai jamais vu une plaie d'amputation de jambe,
d'avant-bras, de bras ou de cuisse, se réunir *rigoureusement* par première intention, pendant quatre ans que j'ai suivi ce service. Trop souvent,
au bout de quelques jours, on était forcé, par le gonflement et la suppuration, d'enlever les épingles ou les fils, selon que l'on avait fait la suture
entrecoupée ou la suture entortillée, et de panser à plat.

«Dans les cas heureux, et c'étaient de beaucoup les plus rares, la suppuration, peu abondante mais cependant manifeste, permettait de laisser plus
longtemps en place les moyens d'union, et à l'époque de leur ablation il y
avait déjà, sur une assez grande surface, des adhérences qui maintenaient
les parties en contact et abrégeaient ainsi notablement la durée de la cicatrisation. La cicatrice était immédiatement linéaire. *Ce n'était pas, physiolo-*

giquement parlant, de la réunion immédiate ; mais c'en était presque cliniquement.

» La cicatrisation la plus rapide qu'il m'ait été donné de voir à la suite d'une grande amputation, m'a été fournie par un jeune soldat amputé de la cuisse, à la réunion du tiers moyen avec le tiers inférieur, pour une tumeur blanche du genou, et dont la plaie, quoique ayant un peu suppuré, était cicatrisée au bout de huit jours, sauf au niveau des *fils à ligature,* par l'orifice de sortie desquels s'écoulait encore une très—petite quantité de pus.

» A cette époque, je dois le dire, les deux professeurs de clinique chirurgicale se plaignaient vivement de ce qu'on leur avait enlevé une salle bien aérée et bien éclairée, pour leur en donner une autre mal disposée, sans air, et habitée longtemps par des fiévreux. Depuis, ils sont rentrés en possession de leur ancienne propriété, et les résultats sont, dit-on, devenus meilleurs.

» Bouisson, un des défenseurs les plus éminents et les plus convaincus de la réunion par première intention, a inventé des procédés de suture et de ligature propres à en assurer le succès. Dans ce Mémoire (*Tribut à la chirurgie,* tom. I), il cite deux amputations, une de cuisse et une d'avant-bras, suivies de réunion immédiate. Courty, partisan de la même méthode, rapporte un beau cas de succès dans le Mémoire que j'ai déjà signalé (*Montpellier médical,* tom. VII). Du reste, il n'est pas nécessaire d'aller aussi loin pour voir la réunion immédiate réussir de temps à autre après les grandes opérations. M. Broca m'a affirmé l'avoir obtenue à la suite des amputations dans les hôpitaux de Paris.

» Mais j'en reviens à la pratique nosocomiale des chirurgiens de Montpellier, puisque cette ville est généralement regardée comme la patrie d'adoption de la réunion immédiate. Cette réunion y est-elle la règle ? Je ne crois pas pouvoir donner une idée plus exacte de ce qui s'y passe aujourd'hui, qu'en reproduisant les documents que j'ai reçus pendant que je faisais ma Thèse, et que je dois à l'obligeance de M. Eustache, interne distingué des hôpitaux de Montpellier. Les éléments d'une statistique faisant défaut, M. Eustache m'a transmis ce qu'il a vu.

» Sur 3 amputations de sein, on a obtenu 1 réunion immédiate;

» — 5 — de cuisse — — 1 — —

» — 6 — de jambe — — 1 — —

» M. Eustache me dit en outre que l'infection purulente se déclare une fois sur quatre après les amputations de membres, et que les érysipèles sont assez fréquents.

» On voit qu'en somme les chirurgiens de Montpellier n'ont pas autant à se louer de la réunion immédiate qu'on pourrait se le figurer, au moins dans leur pratique hospitalière. Leur pratique civile, nous demeurant inconnue et échappant à tout contrôle, ne peut entrer en ligne de compte.

» A Paris, peu de chirurgiens tentent la réunion immédiate. Parmi ceux-là, je citerai : Broca, qui fait la suture entrecoupée, en laissant au milieu un espace non réuni, dans lequel il place un drain (pratique essayée aussi par Courty), et applique en outre des attelles en carton (si toutefois un pareil mode de pansement peut être considéré comme de la réunion immédiate); Panas, qui fait une suture compliquée à plans superposés ; A. Guérin, qui fait la suture entortillée; et Laugier, qui applique ses attelles en liége, et fait quelques points de suture. Je dois dire que ces chirurgiens s'empressent d'enlever les moyens d'union au moindre symptôme qui leur montre que la réunion n'a pas de tendance à se faire.

» Si l'on avait des statistiques générales bien faites, il suffirait de les consulter pour savoir ce qui vaut le mieux, de la réunion immédiate ou de la réunion secondaire. Dans beaucoup d'hôpitaux, ces statistiques manquent, etc., etc.

» La comparaison des statistiques est donc un élément de jugement qui me fait défaut. Toutefois, je dois dire que ce que j'ai vu à Montpellier, et les renseignements que m'a transmis M. Eustache, ne sont pas de nature à m'inspirer une bien vive sympathie pour la réunion immédiate.

» Peut-on exalter une méthode qui réussit une fois sur cinq ou six cas, et qui sur quatre cas donne une mort par infection purulente, sans compter les autres causes de décès !...

» En somme, je crois devoir repousser la réunion immédiate pour les grandes opérations, au moins dans la pratique hospitalière.

» Dans quelques cas, dans ceux d'extirpation de tumeurs bénignes, la réunion est bien tentante, mais un chirurgien prudent ne se laissera pas aller à cette tentation. Après l'ablation du lipome lui-même, il n'est pas sans danger de faire la réunion immédiate, car le lipome est enveloppé d'une couche celluleuse qui a beaucoup plus de tendance à se transformer en poche purulente qu'à se réunir.

»Ce qui me paraît préférable pour les grandes plaies, c'est la réunion secondaire.» (Dubrueil; *Thèse d'agrégation en chirurgie*. Paris, 1869.)

Voilà donc la possibilité de la réunion immédiate, dans son application aux plaies d'amputation, formellement méconnue, rejetée, considérée comme une simple vue de l'esprit. Et ils ont raison, dans une certaine mesure, ceux qui parlent ainsi, parce qu'ils n'admettent de réunion immédiate que dans le sens rigoureux du mot. La moindre suppuration apparaît-elle, même au niveau des fils à ligature, « ce n'est plus, physiologiquement parlant, de la réunion immédiate, mais c'en est presque cliniquement». Si ce n'est de la réunion immédiate, qu'est-ce donc? Ce n'est pas certainement de la réunion médiate. La réunion par seconde intention, dans les cas dont il est ici question, n'a dû s'opérer qu'au niveau des fils à ligature ; partout ailleurs il y a eu adhésion primitive. Si tout le mérite de la guérison ne doit point revenir à celle des deux méthodes qui dans ces conditions joue le rôle le plus important, il faudra inventer une dénomination nouvelle pour ce genre de réunion mêlée. Il faudra donc admettre que les chirurgiens qui réunissent une plaie dans toute son étendue, ne laissant ouvert qu'un point très-limité, et croient faire ainsi de la réunion immédiate, soient dans une complète erreur. Nous ne saurions voir les choses d'un pareil point de vue, et j'en appelle, pour juger la question, aux chirurgiens qui emploient ce mode de pansement. « Des lèvres cutanées béantes suppurant dans une faible épaisseur, et en même temps de larges surfaces adhérant l'une à l'autre dans toute leur profondeur, n'est-ce point de la réunion immédiate? » (Courty; *Montpellier médical*, 1861.)

Nous adoptons entièrement cette manière de voir.

Est-ce à dire cependant que la réunion immédiate, dans le sens rigoureux du mot, n'ait point été obtenue en mainte circonstance par les chirurgiens qui ont eu recours à cette méthode ? Qui pourrait prétendre cela sérieusement ? Il suffit de lire ce qui a été écrit à ce sujet par différents auteurs, et plus particulièrement par les cliniciens de l'École de Montpellier, pour acquérir la conviction que ce n'est point un fait rare que la réunion immédiate entendue de cette manière. Et nous sommes profondément surpris de voir certains auteurs, d'une sagacité incontestable, passer presque légèrement sur des assertions aussi nettement positives et aussi compétentes, et accorder plus de crédit à quelques documents imparfaits, sur la valeur desquels on ne saurait se méprendre.

Dans une question aussi importante et tant controversée, la statistique que M. Dubrueil reproduit, et que lui avait transmise M. Eustache, alors interne de l'hôpital Saint-Éloi, peut-elle avoir toute l'autorité voulue pour constituer un argument irréfragable ? C'est pourtant d'après elle qu'il pose ses conclusions, après une discussion assez indécise. Il ne suffit point d'entasser, comme cela est fait, les insuccès sans en donner les causes, sans ne tenir aucun compte de toutes les conditions extérieures ou inhérentes à l'individu, qui les ont amenés. Et, d'ailleurs, quels ont été les insuccès ? Il n'en est pas parlé : c'est là encore une lacune très-regrettable. Enfin, il me paraît étrange que la parole d'un élève, quelque distingué qu'il puisse être, dans le présent et dans l'avenir, s'élevât plus haut et fût plus autorisée que celle des Maîtres, dont l'expérience a vieilli ; dont l'esprit, mûri par l'étude et par l'âge, est le garant d'un jugement solide ; dont la pratique, longue et attentive, a rectifié et affermi les convictions. Nous entendons chaque jour les Maîtres de cette École proclamer l'excellence de la réunion immédiate, et nous voyons leur pratique confirmer leurs paroles et leurs écrits. Quels meilleurs arguments pour renverser entièrement les idées avancées par M. Dubrueil, dont une statistique, insuffisante à tous égards, fait toute la force, et dont l'importance est cependant telle que M. Benjamin Anger, dans sa Thèse d'agrégation en chirurgie (1872) sur le pansement des plaies, a cru devoir les reproduire textuellement ?

Mais je ne veux pas m'étendre plus longuement sur ce point. Nous ne voulons point chercher ici à prouver, ce qui nous serait facile, la possibilité de la réunion immédiate, telle que la réclament ses adversaires. Nous ne nous placerons point sur le terrain qu'ont choisi les auteurs que nous avons cités, et pour nous, toute méthode qui a pour principe de rapprocher et de maintenir en contact direct les tissus et les téguments pour en amener l'adhésion primitive, autant que possible et dans la plus grande étendue possible, sera de la réunion immédiate, si les complications qui pourraient survenir, quelles qu'elles soient, ne deviennent point assez graves pour empêcher cette adhésion de se faire dans la plus grande étendue de la plaie. La réunion sera incomplète, il est vrai, mais ce n'en sera pas moins une réunion immédiate. Peut-on, en effet, logiquement appeler d'un autre nom une méthode de pansement dont le résultat est l'adhésion immédiate dans les conditions que nous venons de dire ?

Si nous demandons que l'on fasse la réunion immédiate après les grandes opérations, ce n'est pas dans le but exclusif et toujours difficile à atteindre, nous le reconnaissons, d'amener l'adhésion primitive, parfaite et entière des tissus et des téguments. Assurément, nous ne pourrions que nous louer d'un pareil résultat, et nous devons faire tout ce qu'il faut pour que cette adhésion ait lieu dans les plus heureuses conditions. Mais nous sommes déjà grandement satisfait quand nous obtenons par ce procédé des adhérences nombreuses et étendues qui s'opposeront à la rétraction musculaire, à la dénudation de l'os, restreignent les foyers de suppuration, mettent le blessé dans les meilleures conditions pour échapper aux complications nées de l'encombrement, de la contagion, de l'influence atmosphérique, et abrégent de plusieurs mois une guérison le plus souvent si longue et si pénible dans la réunion secondaire. Voilà le but. Sa réalisation offre des avantages trop considérables pour que nous ne préférions pas la réunion immédiate qui peut l'amener aux autres méthodes, dont le résultat ne peut être le même dans un temps aussi court.

Que la réunion immédiate parfaite soit oui ou non possible, ce n'est pas ce que l'on se devrait demander, car les bons effets de la méthode ne sont pas absolument liés à la perfection dans le résultat; mais par la réunion immédiate peut-on obtenir de meilleurs résultats que par les autres méthodes de pansement ; le malade souffre-t-il moins, et sa gué-

rison est-elle moins pénible, ou notablement abrégée, quelque incomplets
d'ailleurs que soient les résultats qu'on ait obtenus ? C'est uniquement à ce
point de vue qu'il faut envisager la chose.

Parmi les méthodes de pansement qui se présentent au choix du chirurgien, la préférence doit être donnée à celle qui semble réunir les plus
grands avantages. Cela est incontestable. Et il importe peu que le résultat
obtenu soit plus ou moins parfait, pourvu qu'il soit encore le plus parfait
qu'on puisse espérer. Or, personne ne peut nier que dans la plupart des
cas la réunion immédiate ne donne des résultats qui, bien qu'imparfaits,
sont encore de beaucoup supérieurs à ceux que peuvent donner les autres
pansements. Nous devons donc écarter la question de savoir si la réunion
parfaite est possible, pour celle-ci, qui me semble plus pratique : La réunion immédiate est-elle supérieure aux autres méthodes de pansement,
dans son application aux plaies d'amputation ?

Je n'hésite pas à répondre en affirmant cette supériorité. Les succès
qu'elle a pu donner sont aujourd'hui fort nombreux, et je suis convaincu
que si la réunion a échoué dans beaucoup d'autres cas, il faut s'en pren-
dre, soit au peu de perfection de la méthode, ce à quoi on peut remédier,
soit à beaucoup d'autres causes purement fortuites, indépendantes de la
méthode elle-même. Et, au lieu de reculer devant une impossibilité qui
dépend beaucoup d'une vue de l'esprit, et qui est subordonnée à certains
inconvénients qu'il est possible d'éviter, parce qu'on les crée fort souvent,
il me semble plus rationnel de chercher à perfectionner ou de changer les
différents moyens employés pour assurer le succès, si nous les reconnaissons insuffisants ou défectueux. C'est la voie du progrès.

Nous commettrions une erreur manifeste si nous affirmions que des
soins bien entendus seront, dans tous les cas, suivis d'un résultat très-
satisfaisant. Mais, parce que le chirurgien n'aura obtenu qu'un succès
douteux, ou parce qu'il aura échoué quelquefois complétement, doit-il
donc se repentir d'avoir poursuivi un but très-réalisable, et est-on en
droit de blâmer ses efforts, de les considérer comme superflus et même
funestes? peut-on nier qu'ils aient, même dans l'insuccès, l'avantage d'a-
moindrir sinon d'éloigner toutes les mauvaises chances de la réunion secon-

daire? à côté des auteurs qui prétendent qu'une tentative de réunion avortée doit être la source des plus grands inconvénients, combien en comptons-nous, et des plus éminents, qui, s'appuyant de l'observation clinique, soutiennent le contraire? Que la pratique de ceux qui courent au-devant des phénomènes pathologiques, compagnons de la réunion médiate, et les provoquent sous prétexte qu'ils sont inévitables, soit préférable à celle qui cherche à les éloigner le plus possible, cela me paraît inadmissible, et je ne conçois guère qu'il faille encore discuter longuement pour démontrer ce qu'il y a d'erreur dans une semblable interprétation des données cliniques.

C'est à tort que le langage scientifique a confondu dans une même acception la réunion immédiate et l'adhésion immédiate. La réunion immédiate est une méthode de pansement; l'adhésion immédiate un mode de guérison.

La réunion immédiate met la plaie dans les conditions les plus favorables à ce mode de guérison, mais elle n'est pas ce mode de guérison lui-même.

De cette confusion de mots sont nés les reproches adressés à la méthode. Il y avait là une distinction à établir qui, si elle eût été faite, aurait évité bien des discussions stériles. La réunion immédiate ainsi conçue n'eût pas été si souvent regardée comme un leurre; ses résultats, fort satisfaisants dans la plupart des cas, n'auraient point été regardés comme une déception, parce qu'ils n'étaient pas l'adhésion complète, et son impossibilité, derrière laquelle se sont retranchés ses adversaires, qui se sont plu à idéaliser le succès, n'eût pu être opposée comme un argument aussi spécieux qu'il le paraît à beaucoup de chirurgiens.

§ II.

Nous devons, avant de clore cette discussion, répondre à une dernière objection. Si la réunion immédiate, dit-on, est possible en certains lieux, elle ne donne point partout également les mêmes résultats heureux. Certaines contrées, par leur climat, peuvent favoriser des tentatives qui ailleurs échoueront forcément et invariablement.

Rien n'est plus aisé que de prouver combien cette assertion, malgré l'apparence, est dénuée de fondement. En effet, où n'a-t-on pas tenté la réunion immédiate, et où ne l'a-t-on pas obtenue? Je n'en parle que dans son application aux amputations. Bien qu'à Paris elle semble, aujourd'hui plus que jamais, tomber en discrédit, n'y a-t-elle pas eu des partisans éminents à toutes les époques, et ne donne-t-elle point encore, là et ailleurs, entre les mains de chirurgiens habiles, des succès incontestables? Elle est en grande faveur en Angleterre et en Italie. Ces deux pays sont cependant dans des conditions climatériques diamétralement opposées et bien autrement différentes que celles de Bordeaux et de Paris, de Paris et de Montpellier. Je ne pense pas qu'on veuille expliquer ce rapprochement dans le succès par cet axiome bien connu : les extrêmes se touchent.

Paris invoque à son désavantage l'encombrement de ses hôpitaux. Mais les hôpitaux ne sont-ils donc remplis de malades et de blessés qu'à Paris seulement, et ceux de Bordeaux, de Marseille, de Montpellier, pour ne citer que les plus importants, sont-ils moins peuplés ? Et tout le monde sait que l'infection purulente, la pourriture, l'érysipèle, ne les épargnent pas plus qu'ils n'épargnent Paris.

On peut donc mettre à peu près sur le même pied ces différents milieux nosocomiaux, ou du moins on ne peut guère reconnaître à l'un ou à l'autre des priviléges sanitaires capables d'expliquer, ici les succès, là les insuccès que peut donner la réunion immédiate.

Les chirurgiens se sont succédé en grand nombre dans les mêmes milieux. Où celui-là n'avait compté que des succès, celui-ci n'a eu que des revers.

Les conditions extérieures ont certainement leur part d'influence dans ces résultats opposés. Mais n'oublions pas aussi ce fait important, capital, c'est que chaque chirurgien apportait là ses vues, ses convictions, son mérite personnel. Les procédés, les méthodes, toute chose changeait avec lui. Voilà la raison la plus vraie de ces fluctuations dans les statistiques, qui tour à tour exaltent ou renversent toutes les méthodes de traitement. La réunion immédiate ne pouvait point échapper à ces vicissitudes.

De cette discussion, il résulte que la réunion immédiate, de quelque manière qu'on l'envisage, n'est pas une chimère ni un leurre. Ses avantages, quelque incomplet que soit le résultat, sont très-grands et incontestables.

Le rapprochement que nous avons établi entre la réunion immédiate incomplète, que nous préférons, et certains procédés actuels, dits de réunion médiate, grossit la somme des succès qu'elle a pu donner.

Son application ne doit pas être bornée à quelques cas spéciaux. Elle est applicable aux plaies d'amputation, comme elle l'est à toutes les plaies où l'accolement méthodique est possible.

Elle est possible partout.

Le chirurgien qui opère avec l'intention bien arrêtée de recourir à elle peut presque toujours ordonner son opération de telle manière qu'il puisse réunir au moins dans la plus grande étendue de la plaie qu'il a formée. Et s'il met en œuvre hardiment les moyens les plus propres à conduire à bien son entreprise; s'il tient compte, pour s'en garantir le plus possible, de toutes les conditions qui pourraient constituer déjà ou devenir bientôt une cause d'insuccès, assurément il touchera au but qu'il veut atteindre dans la plupart des cas.

DEUXIÈME PARTIE

CHAPITRE PREMIER

§ I.

Quelles sont les conditions nécessaires au succès de la réunion immédiate ?

I. — L'amputation reconnue nécessaire, le chirurgien doit, avant d'opérer, disposer toute chose convenablement, pour éviter sur le moment des retards et des embarras qui peuvent avoir des suites plus ou moins fâcheuses.

Il doit amputer assez loin des parties lésées, pour que les tissus destinés à adhérer possèdent une vitalité suffisante et une intégrité aussi parfaite que possible.

Les téguments doivent être assez ménagés pour recouvrir aisément l'extrémité du moignon, et, s'ils sont doublés de masses musculaires, il faut qu'ils aient une longueur suffisante pour que, ces parties étant refoulées en avant par le bandage compressif, ils ne soient point fortement repoussés par elles, et tiraillés au niveau des sutures ; ce qui évidemment ne pourrait être que très-désavantageux.

Les muscles seront coupés de façon à pouvoir être rapprochés sans effort, et à recouvrir l'os sans être pressés sur son extrémité.

Il est très-important que toutes les incisions soient faites hardiment, franchement, sans hésitation comme sans brusquerie, pour ne produire ni mâchures, ni contusions même légères, et ne point semer les germes de complications toujours très-défavorables, en lésant la vitalité des tissus.

On évitera, je crois, beaucoup de nécroses consécutives, si l'on se garde de produire, en raclant le périoste sous le prétexte de tracer le chemin de la scie, des dénudations trop étendues (l'incision seule doit suffire), et si l'on coupe l'os dans sa partie saine d'un trait de scie net et sans éclats.

On fera le plus exactement possible la ligature de tous les vaisseaux, à l'aide d'un fil de chanvre simple, ciré. La torsion bien faite peut suffire pour les artères d'un petit calibre. On doit se garder avec grand soin de comprendre dans le lien autre chose que l'artère. On épongera soigneusement la plaie à l'eau tiède, pour ne laisser aucun caillot, aucun corps étranger, quelque petit qu'il puisse être. Les ligatures, dont un des chefs aura été coupé dès le moment de leur application, seront distribuées ainsi que nous l'avons déjà dit.

Tous ces soins, accomplis sans précipitation, permettront d'abréger de beaucoup le temps pendant lequel quelques auteurs, dans le but d'éviter des hémorrhagies consécutives, ont voulu que la plaie restât exposée à l'air, avant de procéder au pansement définitif.

II. — Les chirurgiens ne sont point d'accord sur la façon dont il faut faire la coaptation. Les uns réunissent de droite et de gauche suivant une ligne verticale, pour rendre plus facile l'écoulement des liquides par l'angle inférieur de la plaie; les autres réunissent obliquement; les autres enfin rapprochent les tissus d'arrière en avant et d'avant en arrière, de façon à avoir une ligne de réunion transversale.

Cette dernière manière est la plus rationnelle et la plus favorable. Il est facile de comprendre que si les tissus sont ramenés les uns vers les autres suivant une ligne verticale, cette ligne, qui tend à se raccourcir par l'effet du poids du moignon sur le coussin, s'élargira en tiraillant sur les sutures, s'incurvera dans l'intervalle de chaque fil, et le bénéfice de la réunion sera par suite fortement compromis.

La réunion oblique est moins désavantageuse, sans être complétement favorable.

La réunion suivant une ligne transversale est bien faite au contraire pour faciliter la coaptation. Les téguments et les muscles, jusque dans la profondeur de la plaie, sont maintenus rapprochés par leur propre poids, par l'effort qu'ils exercent sur le plan qui les soutient, quelle que soit d'ailleurs la position que l'on ait donnée au moignon.

Certainement il n'est pas toujours possible de réunir de cette manière. A la partie supérieure de la jambe, par exemple, la saillie que fait l'angle antérieur de section du tibia, et le défaut de parties molles, forcent à réunir suivant une ligne verticale. L'angle antérieur du tibia se loge dans l'angle antérieur de la ligne de réunion auquel il correspond, et l'on peut éviter ainsi l'irritation et l'ulcération, ou les déchirures qu'amènerait presque à coup sûr l'application plus ou moins énergique des téguments sur cette pointe osseuse.

Pour remédier à cet inconvénient, on a fait la section de l'os un peu obliquement, le dos de la scie étant incliné du côté du malade. Mais cela n'est pas suffisant. La section de l'angle antérieur ou supérieur du tibia pourrait seule permettre de faire la réunion transversale, mais c'est à la condition que cette section très-oblique comprenne une certaine étendue de l'os.

C'est là une idée que nous émettons sans la défendre, et non un moyen que nous recommandons.

III. — La coaptation étant faite, quels sont les moyens d'en assurer la durée et l'efficacité? Ces moyens sont : la suture, les bandages, la position, le repos et les pansements consécutifs.

Établissons d'abord que la coaptation des parties similaires n'est point indispensable pour que l'adhésion ait lieu. Elle doit être recherchée dans tous les cas pour les téguments, mais elle n'est pas nécessaire pour les autres parties molles. Cela dit, j'entre dans la description des moyens ci-dessus mentionnés.

1° La suture a été vivement et injustement décriée. Pibrac s'était chargé de faire son procès dans un Mémoire lu à l'Académie, et dont le retentissement fut tel, que la plupart des chirurgiens renoncèrent à l'emploi de ce moyen. Elle devait heureusement se relever du discrédit immense dans lequel elle était tombée depuis lors. Serre, dans son *Traité de la réunion immédiate,* à réfuté de point en point les assertions mal fondées de Pibrac.

Delpech, qui fut l'un des plus ardents défenseurs de la suture, et contribua puissamment à la faire adopter de nouveau, ne pensait pas que la réunion pût s'obtenir sans elle.

M. le professeur Bouisson dit formellement, en parlant des nombreuses réunions qu'il a obtenues : « Nous attribuons ces succès, dont le nombre s'est accru de plus en plus dans nos cliniques, à l'emploi du moyen de synthèse le plus actif, qui est la suture. » (*Loc. cit.*)

« La suture est le principal, quelquefois le seul moyen d'union des plaies. » (Courty ; *loc. cit.*)

La suture appelée aussi suture sanglante, pour la distinguer des autres moyens incarnatifs qu'on appelait par opposition sutures sèches, est aujourd'hui le plus généralement employée. L'expérience a fait pleinement justice des accusations dont on l'avait chargée. On peut se servir à cet effet de fils d'argent ou de fils de chanvre cirés. Ceux-ci, je crois, sont préférables, parce qu'ils peuvent moins aisément couper les tissus, et sont plus faciles à relâcher, s'il est nécessaire. Ils peuvent être simples ou doubles, au gré de l'opérateur. On a tour à tour employé la suture entrecoupée, la suture à surjet, la suture enchevillée, la suture entortillée. La première, qui ferme moins exactement la plaie, doit être préférée dans les amputations.

Placé à un pouce d'intervalle, d'une façon générale, si ce n'est au niveau des fils à ligature, où cette distance doit augmenter un peu, chaque point de suture ne doit rigoureusement comprendre que les téguments.

Embrasser, dans les sutures, une portion plus ou moins considérable des muscles sous-jacents, dans le but d'assurer mieux la coaptation, c'est se créer une chance très-grande d'insuccès, par l'étranglement facile qu'une rétraction, même légère, ou une inflammation peu intense, pourrait déterminer. D'ailleurs, partisan de la réunion incomplète, nous avons rejeté comme défavorable la coaptation trop exacte. Nous avons dit pourquoi.

On conçoit encore qu'exercer sur les téguments trop courts une traction un peu vive pour amener le rapprochement de leurs bords, serait encore une cause d'étranglement ; mieux vaut ne pas réunir que réunir de cette manière. Le chirurgien s'efforcera donc de conserver aux téguments une longueur telle qu'il puisse faire l'affrontement de leurs bords, sans exercer sur eux de tiraillements, et il ne doit jamais serrer les sutures qu'autant qu'il est nécessaire pour assurer la persistance de cet affrontement. « C'est là, dit Delpech, une véritable occlusion dont il s'agit, et non un effort de rapprochement. »

Enfin, au lieu de fixer les fils par un nœud plein, il vaut mieux les nouer en rosette, pour avoir la facilité de les desserrer au besoin.

La suture à plans superposés, proposée par M. Bouisson, a été certainement une très-ingénieuse et heureuse innovation. Mais peut-elle être employée partout? Nous ne le pensons pas. Nous craindrions qu'appliquée aux plaies d'amputation elle ne nuisît à la réunion, immédiatement par les contractions musculaires qu'elle pourrait exciter, et plus tard par l'étranglement plus considérable qu'elle produirait si un gonflement inflammatoire un peu étendu envahissait le moignon. A Bordeaux, les chirurgiens de l'hôpital Saint-André font en général deux sutures : l'une profonde, à la manière de Follin, dans le but de maintenir les muscles en contact; l'autre superficielle, n'embrassant que les téguments. Quelque bons résultats qu'ils aient obtenus, je préfère la compression méthodique, qui remplit mieux le but sans offrir les mêmes inconvénients.

Les bandelettes agglutinatives, qui sont rangées parmi les sutures sèches, bien qu'employées seules par beaucoup de chirurgiens, ne devraient jamais être qu'un moyen adjuvant de la suture partout où celle-ci est applicable. Leur action est peu certaine, parce que rien n'assure leur adhérence permanente aux téguments. Placées entre les points de suture, elles tempèrent et corrigent leur effort, qui ne s'exerce que sur un point limité de la plaie, parce qu'elles tirent sur la peau et la font converger de loin vers la ligne de réunion. On les a souvent accusées d'être une cause d'érysipèle, par leur contact prolongé avec la peau. Voici ce que disent à ce propos les auteurs du Compendium de chirurgie : «Nous croyons ce reproche peu fondé. Le léger érythème qui résulte parfois du contact prolongé des bandelettes agglutinatives ne ressemble guère, quant à la gravité et à la durée, à la véritable inflammation erysipélateuse traumatique.»

Le collodion, employé par quelques auteurs (Broca, Laugier), n'offre pas assez de souplesse, s'il est pur, ride la peau en la tiraillant, et ferme trop hermétiquement la plaie, sans pourtant assurer sa coaptation exacte. Nous croyons son emploi mal entendu au début, et plus tard il devient inutile.

2° La position doit être rangée à côté des moyens d'union. Bien que nous ne lui reconnaissions qu'une importance secondaire, nous ne devons pas moins la considérer comme un excellent et très-utile auxiliaire de la suture et des bandages.

Le membre peut être fléchi, c'est-à-dire relevé à l'aide de coussins, ou placé horizontalement. Cette dernière position doit être préférée. La flexion amène le séjour et rend possible l'infiltration des liquides qui s'épanchent entre les lambeaux. Ceux-ci tendent à se désunir, parce qu'ils sont entraînés par leur poids vers la racine du membre. La position horizontale ne présente aucun de ces inconvénients, et s'associe très-heureusement à la réunion transversale pour assurer la coaptation. Elle possède encore un très-grand avantage, au dire de Delpech : celui d'entraîner en arrière la cicatrice, et d'empêcher la formation d'adhérences entre elle et l'extrémité osseuse.

3° J'ai dit, parlant des sutures profondes, que je préférais à leur emploi la compression méthodique pour maintenir en contact les surfaces opposées de la plaie dans toute leur étendue. Mais tel n'est pas seulement son but. La compression méthodique expulse au dehors les liquides au fur et à mesure qu'ils s'épanchent, et assure la coaptation et l'adhésion par l'immobilité qu'elle permet d'obtenir.

Beaucoup d'auteurs rejettent la compression. Delpech et Serres regardaient les bandages compressifs et expulsifs comme des moyens dangereux qu'il fallait proscrire. Sans partager complétement ces idées, nous sommes pourtant convaincu qu'un bandage compressif, quelque méthodique qu'il puisse être, sera non-seulement inefficace fort souvent quand il est appliqué sans intermédiaire, mais même dangereux, si une surveillance attentive, incessante, ne vient à chaque instant et promptement corriger les imperfections qu'il peut présenter. Il ne se prête pas aux modifications de volume que subit le moignon sous l'influence du travail dont il est le siége. La compression est alternativement trop considérable, et par suite trop douloureuse et dangereuse, ou trop faible, et alors complétement insuffisante. Pour être véritablement efficace, la compression méthodique doit être en même temps élastique. Et c'est dans cette pensée que nous regardons comme indispensable à la perfection du bandage compressif l'interposition d'une couche assez épaisse de coton, dont le but n'est pas de garantir la peau du contact un peu violent d'une bande rugueuse et sillonnée de plis, mais qui doit, par son élasticité soutenue, donner aux bandes une propriété qui leur fait défaut. Nous verrons plus tard que le coton joue encore un autre rôle.

La compression méthodique doit être faite de la base des lambeaux (ou de la manchette) à leur extrémité; modérée, mais très-exacte; bien graduée et répartie d'une manière décroissante à mesure qu'elle se rapproche de la ligne de réunion. A ce niveau, le coton qui recouvre la plaie sera maintenu par un bandage récurrent assez serré pour le tasser suffisamment et mettre en jeu son élasticité, sans presser cependant avec violence contre l'extrémité osseuse les parties molles, que ce contact irriterait et enflammerait presque inévitablement, et dont la rétraction serait, par le fait, singulièrement favorisée. Ce bandage méthodique ne sera appliqué qu'après l'application préalable d'un premier bandage compressif, uniformément compressif, s'étendant sur l'ouate, pour l'affaisser et la fixer, de la plaie vers la racine du membre.

Ordonnée de cette manière, la compression devient d'une incontestable utilité. Elle assure, mieux qu'aucun autre moyen, la coaptation non-seulement des parties profondes, ce qui est le point important, mais de toute la surface de la plaie. Elle l'assure par l'immobilité qu'elle permet d'obtenir. Elle l'assure en s'opposant à l'hémorrhagie, ou à l'accumulation du sang, dont l'épanchement n'a pu être prévenu. Elle s'oppose enfin au gonflement et dans une certaine mesure à l'inflammation et à la formation du pus, ou à son séjour dans la plaie, si la suppuration n'a pu être évitée.

« Nous n'hésitons pas à affirmer, dit M. le professeur Courty, que, sauf les cas d'autoplastie et de plaies simples peu profondes, surtout point décollées, nous avons dû nos plus beaux succès en réunion immédiate à l'application méthodique de bandages compressifs. » (*Loc. cit.*)

Ici, vient naturellement se placer la description critique de notre bandage. Mais nous devons, au préalable et pour mieux préciser son action multiple, aborder une autre question fort importante, sur laquelle l'entente est loin d'être faite, malgré des discussions nombreuses.

Il s'agit des soins consécutifs, par lesquels le chirurgien peut aider le travail cicatriciel. Nous ne voulons point cependant décrire et juger tous les agents protecteurs ou adjuvants, tous les topiques nombreux qu'on peut employer, et préciser la façon dont on doit comprendre et diriger leur emploi. Nous envisagerons la question à un point de vue plus général et dans sa partie la plus controversée.

CHAPITRE II.

§ I.

Demandons-nous d'abord s'il est nécessaire, la coaptation étant assurée par la suture et la compression méthodique, de recouvrir encore le moignon de charpie ou de coton, de compresses, de bandes, qui deviendraient des agents de protection. Ne serait-il pas, au contraire, plus avantageux et rationnel, rejetant tous ces moyens complémentaires, dont l'utilité et surtout l'efficacité pourraient être contestées, d'abandonner la plaie à nu ou de la recouvrir simplement d'une compresse parfaitement libre, sèche ou humide, afin que le chirurgien pût à tout moment la surveiller sans troubler son repos, et étouffer facilement, en les surprenant à leur origine, les complications qui pourraient survenir ?

Cette pratique peut invoquer en sa faveur le repos dans lequel elle permet de laisser le moignon, et la très-grande simplicité du pansement ; et ce sont là de réels avantages. Mais devons-nous donc oublier qu'une plaie récente est un organe nouveau doué d'une activité d'absorption très-grande, et que l'air, avec lequel elle est en contact, surtout l'air des salles d'hôpital, est chargé d'émanations, de corpuscules, de miasmes, dont l'influence aujourd'hui ne peut être contestée? Dans un pareil milieu, ne devons-nous point constamment redouter l'apparition de l'érysipèle, de la pourriture d'hôpital? ne devons-nous point toujours avoir présente à l'esprit l'incroyable facilité avec laquelle se fait leur transmission, et tous nos efforts ne doivent-ils pas tendre à les tenir éloignés ?

Il nous suffit de savoir que l'infection purulente, quelque complexe d'ailleurs que puisse être sa pathogénie, encore incertaine, se produit au contact de l'air, pour qu'il y ait encore là pour nous une indication formelle de soustraire toutes les plaies à l'influence de cet agent extérieur. D'autant mieux que l'air n'agit pas seulement par les germes morbides qu'il charrie ou engendre, il agit encore par sa température. Nous savons combien sont puissantes, dans la production du tétanos, l'influence du froid, et d'une façon plus générale les variations atmosphériques. Enfin, l'air pur, l'air sec, et en dehors de toute considération de température, mais par l'oxygène (Demarquay) qui entre dans sa constitution, exerce encore sur la plaie une action fâcheuse. «Chaque fois que la plaie est exposée à l'air, on sent un certain degré de douleur lancinante qui se dissipe graduellement et cesse tout à fait après que la plaie a été recouverte. Si l'on répète souvent cette expérience, les bords s'enflamment, et une plaie qui pouvait d'abord être guérie par adhésion, ne peut plus l'être que par seconde intention.» (Thompson; *Traité médico-chirurgical de l'inflammation*, pag. 309. 1827.)

Les pansements sont donc nécessaires comme agents de protection.

Mais cela ne suffit pas. Ils doivent encore empêcher le séjour, à la surface de la plaie, du sang qui peut s'épancher, de la sérosité, du pus qui se forment, soit en absorbant ces liquides, soit en provoquant leur écoulement au dehors. La compression faite méthodiquement remplit cette dernière indication. Enfin, les pansements exercent le plus souvent une action topique plus ou moins énergique, émolliente, excitante, résolutive, antiseptique, etc., variant en un mot au gré du chirurgien, ou suivant certaines complications. Agents de protection, d'absorption; agents thérapeutiques et mécaniques, leur rôle est essentiellement complexe, comme les indications auxquelles ils répondent.

La substance la plus souvent employée à cet effet est la charpie sèche ou enduite de cérat, de glycérine, imbibée d'alcool dilué, d'alcool camphré, d'acide phénique dilué, d'huile phéniquée, saupoudrée de camphre, de charbon, de quinquina, etc. On emploie encore le coton, et dans ces dernières années les bandages ouatés sont venus remettre en honneur cette substance, injustement oubliée. Son innocuité, longtemps discutée et méconnue, ne saurait l'être aujourd'hui. Sa légèreté et ses propriétés occlusives rendent son emploi excessivement avantageux.

§ II.

La nécessité et le but des pansements étant établis, une autre question surgit encore.

Convient-il de renouveler fréquemment les pièces de pansement, ou doit-on les laisser en place un certain temps?

Cette question de rareté et de fréquence dans les pansements a de tout temps divisé les chirurgiens, et plusieurs opinions encore sont en présence :

1° La levée du premier appareil et de tous les autres, le lendemain de leur application (Lisfranc, Blandin, etc.);

2° La levée du premier appareil, du troisième au cinquième jour, suivie ou non de pansements quotidiens. A cette pratique se rattachent les noms de Pelletan, Boyer, Dupuytren, Delpech, et les auteurs du Compendium de chirurgie;

3° La levée de l'appareil, au dixième ou douzième jour, suivie de pansements tous les deux ou trois jours (Larrey, Josse (d'Amiens), Maréchal);

4° La levée de l'appareil le plus tard possible (pansement ouaté de M. Alph. Guérin).

Parmi ces opinions nombreuses, le renouvellement fréquent réunit le plus de partisans.

Il faut, dit-on, surveiller la plaie, et dans la réunion immédiate on doit le faire plus activement que dans les autres méthodes. Un épanchement même léger de sang ou de pus, non-seulement ferait avorter la réunion dans le lieu de sa production, mais pourrait entraver la marche du travail adhésif dans toute l'étendue de la plaie. Des phénomènes inflammatoires apparaissent-ils, les moyens unissants détermineront un étranglement plus ou moins considérable qu'il faut de toute nécessité faire cesser au plus tôt.

Il faut pouvoir arrêter à temps les progrès d'un envahissement nosocomial, toujours imminent, tel que : pourriture d'hôpital, érysipèle, infection purulente ; des collections, des fusées purulentes peuvent se former à l'insu du chirurgien, si l'adhésion trop rapide et trop complète des téguments s'oppose à l'écoulement du pus. Enfin, « les pièces de pansement laissées en permanence pendant plusieurs jours, et durcies par le sang et la sérosité, forment une sorte de calotte solide, lourde, imperméable, qui échauffe et irrite les parties, retient les liquides, et favorise ainsi leur décomposition, la formation et l'absorption des gaz délétères. » (Lisfranc.)

Par une surveillance active de la plaie, on pourra, de bonne heure et à temps, remettre les choses en bonne voie, et prévenir, sans plus de dommage. des complications fâcheuses. Le contact de l'air ne saurait être invoqué contre cette pratique, car son action n'est point aussi fâcheuse qu'on l'a prétendu souvent.

Telles sont les raisons qu'on a fait valoir en faveur des pansements fréquents.

A. — Il est, j'en conviens, fort important qu'il n'y ait aucun épanchement de sang entre les surfaces récemment accolées. Mais on est très-certainement en droit d'espérer qu'après la ligature exacte des vaisseaux, une coaptation parfaite, assurée dans tout le moignon par une compression méthodique persistante, pourra s'opposer à tout écoulement de sang, ou du moins déterminer son expulsion au dehors.

D'ailleurs, comment une surveillance de chaque instant arriverait-elle à reconnaître un épanchement peu volumineux, s'il n'est pas accompagné de la désunion des lèvres de la plaie ? Des traces de sang sur les pièces de

8

pansement seraient-elles seules suffisantes pour autoriser le chirurgien à provoquer cette désunion, si elle n'existe pas au préalable ? Avant d'en arriver là, le chirurgien doit avoir acquis la certitude que l'épanchement qu'il redoute s'est formé ; et si du gonflement, de la douleur, des phéno-mènes généraux, qui peuvent le confirmer dans ses présomptions, ne se manifestent pas, il doit attendre. Il n'est pas démontré positivement qu'il y ait un inconvénient majeur à laisser interposé, entre les lèvres et les sur-faces d'une plaie complétement soustraite au contact de l'air, un caillot sanguin de petite dimension, dont on peut, dans ces conditions, espérer la résorption en totalité, sinon l'organisation au profit de la réunion. Ce qui se passe dans les fractures sans communication avec l'air ne donne-t-il point à cela quelque apparence de réalité ?

Si le sang qui s'écoule de la plaie pénètre abondamment le pansement, l'intervention du chirurgien devient nécessaire : on ne saurait rester inactif en présence d'une hémorrhagie inquiétante, et l'appareil souillé et durci doit être renouvelé. On doit également intervenir si de la douleur survient et persiste, car elle peut être provoquée par le gonflement et les tiraillements dus à l'interposition d'un épanchement sanguin, et par l'in-flammation consécutive. Mais sans la manifestation spontanée de ces symptômes, qui est loin d'exiger l'enlèvement préalable du pansement, le chirurgien doit s'abstenir. Une surveillance active, c'est-à-dire des pan-sements répétés, en occasionnant des secousses plus ou moins violentes et inévitables dans toutes les parties du moignon, des tiraillements, des déchirures et la désunion en certains points, seraient une cause puissante d'hémorrhagie.

B. — Après la réunion immédiate, la suppuration, qui peut apparaître, est en général trop peu abondante pour que nous regardions comme juste-ment fondées les craintes que fait naître la perspective d'une collection purulente méconnue et enfermée de toutes parts, si ce n'est du côté du tronc, vers lequel elle peut fuser. Ne doit-on d'ailleurs tenir aucun compte du rôle que joue, dans la suppuration comme dans l'hémorrhagie, la com-pression qu'on a établie ? N'a-t-elle point pour but et pour effet d'expulser au dehors les liquides dont elle n'a pu prévenir la formation ? Les avantages qu'on peut retirer de son emploi sont incontestables et de nature à inspirer une certaine sécurité.

Dans la réunion secondaire, il est recommandé de laisser en place le pansement pendant les quatre ou cinq premiers jours, c'est-à-dire jusqu'au moment où la suppuration aura pu s'établir. Cette conduite a pour but d'épargner à la plaie des tiraillements, et au malade des souffrances inutiles et qui ne peuvent être sans inconvénients. La charpie, encore à peine imprégnée, adhère en beaucoup de points et ne peut être enlevée qu'avec peine, à tâtons pour ainsi dire et par une sorte d'épluchement, comme disait Richerand avec beaucoup d'à-propos. Les mêmes raisons ne doivent-elles point nous inspirer une égale circonspection après la réunion immédiate, dans laquelle la suppuration ne s'établit pas plus tôt, que je sache, et souvent même ne s'établit pas du tout?

Je ne crois pas qu'il soit nécessaire, pour le bien du malade et le succès de l'adhésion, d'enlever chaque jour des pièces de pansement à peine souillées. L'irritation que le contact répété de l'air, plus ou moins nuisible, mais manifestement nuisible, et des froissements continuels déterminent sur les lèvres et dans toutes les parties de la plaie, n'est-elle point une cause d'inflammation dont on ne saurait prévoir les conséquences? On s'abuse, j'en ai la conviction, sur les avantages que peut offrir une intervention qui devient dangereuse dès qu'elle est inutile.

C. — Étant admis le caractère contagieux de la pourriture d'hôpital et de l'érysipèle, la nécessité du contact de l'air dans la production de l'infection purulente, et l'influence du froid et des variations atmosphériques dans le développement du tétanos, l'occlusion prolongée et aussi parfaite que possible n'est-elle pas le plus sûr moyen d'empêcher l'éveil de ces funestes complications? Nous trouvons peu probantes les raisons que donnent les partisans des pansements répétés, quand ils disent qu'ils peuvent ainsi surveiller la plaie, surprendre le mal à son début, et l'enrayer alors plus facilement. Mais avec un pareil système, ne les appelle-t-on pas, ces maux redoutables, ne leur ouvre-t-on pas la porte, pour s'efforcer ensuite de les chasser ?

Si l'on reconnaît la nécessité des pansements, et si l'on regarde comme une pratique funeste d'abandonner une plaie récente à nu, en plein contact avec l'air, dans un milieu où règnent épidémiquement les complications dont nous avons parlé déjà, il faut rejeter également la pratique des chirurgiens qui veulent qu'on enlève, chaque jour et plusieurs fois par jour, les pièces de pansement, sans y être contraint par l'abondance excessive de la suppuration. Quelle différence peut-on établir entre elles ? La première aurait encore l'avantage de ne point tourmenter et fatiguer le malade à tout moment.

D. — Je ne crois pas que cette proposition trouve un contradicteur, à savoir : qu'il est de nécessité absolue de laisser dans le plus complet repos le malade et son moignon. Croit-on répondre à cette nécessité en multipliant les pansements ? Il faudra donc chaque jour soulever le moignon plus ou moins haut, et pendant la plus grande durée du pansement, dérouler les bandes, les compresses ; enlever avec plus ou moins de précipitation la charpie, toujours un peu adhérente aux téguments et aux bords de la plaie ; retirer les pièces destinées à protéger la literie ; presser sur le moignon pour en expulser les liquides dont on redoute la présence ; absterger, essuyer et replacer enfin un à un tous les objets de pansement.

Il est matériellement impossible que toutes ces manœuvres n'amènent point d'une façon ou d'une autre, par les tiraillements, par les secousses, par les froissements, par les contractions musculaires qu'elles doivent forcément provoquer, des désunions partielles où la suppuration ne manquera presque jamais de s'établir.

Je sais bien que le renouvellement des pansements ne nécessite pas dans tous les cas des soins aussi compliqués et aussi longs, mais il n'est pas moins impossible d'éviter la plupart des inconvénients que nous venons de rappeler. Le repos de l'esprit n'est pas moins nécessaire que le repos du corps. Or, peut-on méconnaître qu'outre les inconvénients matériels attachés au renouvellement fréquent des pansements, on fasse naître encore par cette pratique, à tout moment, la plus violente émotion chez un grand nombre de blessés qui appréhendent à ce point les manœuvres nécessaires au changement de leurs appareils, qu'on les voit crier bien avant qu'on les ait touchés, et entrer dans un état d'excitation véritablement fébrile ? Il n'est pas possible d'associer repos du malade et pansements fréquents : ces deux termes s'excluent réciproquement.

E. — Les pansements fréquents ne répondent point aux conditions qui peuvent assurer le succès de la réunion immédiate. Ils ont été inspirés par la crainte de complications éventuelles ; mais nous pensons qu'ils doivent être le plus souvent la cause même de ces complications, et que, loin de les prévenir, ils les engendrent.

Donner les preuves de l'inutilité ou des dangers des pansements fréquents, c'est implicitement prouver la nécessité et les avantages des pansements rares. Il nous semble donc superflu de chercher à les mieux établir ; et je m'en tiendrai à quelques considérations, rapidement exposées, pour affirmer d'une façon plus précise la pleine harmonie de ce mode de pansement avec la réunion immédiate.

a. Les pansements sont nécessaires comme agents de protection. Il est évident qu'à ce point de vue leur action sera d'autant plus certaine qu'ils pourront plus longtemps et plus exactement garantir la plaie du contact de l'air, considéré en lui-même, et comme véhicule de germes morbides. Affranchi des entraves qu'apporteraient les complications nées de ce contact, le travail adhésif peut marcher avec une régularité parfaite, et s'accomplir au terme physiologique. Donc, pansements rares.

b. La réunion immédiate a pour but et aussi pour résultat de s'opposer à la suppuration. Si du pus se forme, ce n'est le plus souvent qu'en petite quantité, et, par le fait de la compression, il s'écoule au dehors, se répand dans les premières couches du bandage, et peut demeurer là, sans danger d'infiltration, et, s'il est l'abri de l'air, sans danger de fermentation. L'innocuité du pus sur les plaies enfermées dans un bandage ouaté bien fait a toujours été complète. Le pansement rare trouve-t-il dans ce fait une contre-indication ?

c. Le pansement rare permettra au malade de jouir du repos prolongé (il faut entendre le repos de l'esprit, aussi bien que le repos du corps), dont nous avons montré les avantages et la nécessité.

d. Enfin, sans l'immobilité complète des tissus, dans les premiers jours du traitement, l'adhésion peut échouer, ou ne se faire que très-imparfaitement. La compression méthodique n'est pas suffisante pour assurer cette immobilité, si les manœuvres d'un pansement répété éveillent à tout moment l'appréhension du blessé. Le pansement rare permet l'immobilité la plus absolue, et par là concourt encore puissamment à favoriser la marche régulière et rapide du travail adhésif.

Le pansement rare ne s'offre pas à nous sous une forme unique, définie. Enlever le premier appareil au troisième, au dixième ou au vingtième jour, c'est également faire un pansement rare. Il nous paraît donc nécessaire de préciser ce qu'ici nous entendons par ce terme, bien que les considérations qui précèdent montrent clairement que le pansement le plus rare est celui que nous préconisons.

Le renouvellement de l'appareil dès le troisième ou même le cinquième jour ne me semble présenter que fort peu d'avantages sur le renouvellement quotidien, car à ce moment encore l'adhésion est trop peu étendue et trop grêle. Quelques jours plus tard, les mêmes inconvénients peuvent se présenter, car il n'est pas impossible que l'adhésion ne se fasse souvent avec une certaine lenteur. Le premier pansement ne doit être enlevé qu'à l'époque présumée où la réunion sera assez solide et assez complète pour que la plaie n'ait pas à souffrir des manœuvres du renouvellement ou de l'impression des agents extérieurs, c'est-à-dire au vingtième jour environ, un peu plus tôt ou un peu plus tard. Je crois que le pansement rare n'a de réelle efficacité qu'à cette seule condition.

Je me résume. Le pansement soigneusement fait d'après les règles et suivant le but que nous avons indiqué ou indiquerons plus loin, on ne doit l'enlever que le plus tard possible, à moins qu'il ne survienne quelque complication inquiétante. Les avantages considérables que le blessé peut retirer du repos prolongé, les inconvénients nombreux qui résulteraient des mouvements, des secousses, des tiraillements produits inévitablement dans la plaie par les manœuvres d'une surveillance trop active, l'inutilité évidente, dans beaucoup de cas et dans certains milieux, tels que les hôpitaux en général, les dangers réels de l'intervention trop fréquente du chirurgien, tout contre-indique les pansements souvent renouvelés, tout commande le pansement rare, dont les avantages sont du reste confirmés par l'expérience clinique.

Voilà ce qui ressort des considérations diverses dans lesquelles nous sommes entré. C'est au chirurgien de prévoir les contre-indications à ces préceptes généraux, en ne négligeant jamais une surveillance qui doit se porter à la fois sur l'état général, et sur l'état local qu'il sait entrevoir. L'emploi quotidien du thermomètre pourra, dans beaucoup de circonstances, rendre sa tâche plus facile, et dissiper sans autre examen les craintes que des apparences trompeuses avaient éveillées dans son esprit. Le tact le plus heureux, le jugement le plus sûr, ont trouvé dans cet instrument, justement estimé, un auxiliaire puissant qu'il n'est guère permis de dédaigner.

CHAPITRE III.

Le pansement rare, dont nous avons dans le précédent chapitre démontré l'utilité et les avantages, préconisé pour la première fois par Magatus, en 1616, et plus tard par Belloste, au commencement du xviiie siècle, constitue un réel progrès dans la chirurgie. Une connaissance plus exacte de la plaie, et l'influence pernicieuse attribuée à l'air, devaient conduire les chirurgiens à l'adopter en principe. Cependant un grand nombre, redoutant les inconvénients qui pouvaient résulter d'une suppuration sans issue et incomplètement soustraite à l'action de l'air et des agents morbides extérieurs, restèrent fidèles à la pratique des pansements fréquents. Ces craintes avaient en effet quelque fondement. On chercha donc à isoler autant que possible les plaies sous le bandage. On s'efforça de mettre autant que possible les plaies dans l'état des plaies sous-cutanées. Divers pansements plus ou moins parfaits, plus ou moins compliqués, furent employés dans ce but. Certains avaient aussi pour effet d'entraîner loin de la plaie le pus qui s'y était formé. Ce sont les pansements occlusifs de Chassaignac, Laugier, Jules Guérin, Maisonneuve.

Mais le seul de ces pansements qui soit réellement praticable, est celui dont Laugier faisait usage. Ce chirurgien distingué appliquait sur la plaie, quel que fût d'ailleurs l'écartement de ses bords, une lame de baudruche recouverte d'une solution de gomme. La transparence de l'appareil permettait de surveiller la marche de la cicatrisation. Si du pus s'épanchait au-dessous, une piqûre légère en amenait l'issue. A l'aide de ce moyen si simple, Laugier aurait obtenu des succès assez nombreux. Cela doit être. Sans nous prononcer directement sur sa valeur absolue, nous le croyons préférable aux appareils de Chassaignac, de Jules Guérin ou de Maisonneuve. Le premier ne remplit pas suffisamment le but, selon nous, et les autres, s'ils l'atteignent plus exactement, sont par trop compliqués. Ils présentent même des inconvénients réels, dont nous parlerons.

M. Lannelongue a inventé aussi dernièrement un appareil occlusif des plus simples. Il se compose d'un sac en caoutchouc, dont la paroi est formée de deux feuillets superposés, et disposés comme les parois d'un bonnet de coton. Le feuillet externe est muni d'un tube à robinet. L'extrémité du moignon est engagée dans l'intérieur du sac, dont l'ouverture est assez grande pour que cette opération se fasse sans aucune difficulté. On fait alors pénétrer par le tube plus ou moins d'air dans la cavité formée par l'adossement des deux feuillets. L'externe aussitôt se soulève, se tend, et l'interne s'applique sur le moignon d'autant plus exactement et en le comprimant avec d'autant plus de force que l'on a introduit entre eux une plus grande quantité d'air.

Nous ferons remarquer que cette compression, comme celle qu'exercent les appareils de J. Guérin et de Maisonneuve, diffère essentiellement de la compression obtenue à l'aide des bandes: celle-ci a pour but, non point d'amener simplement les téguments et les muscles au contact ; elle doit immobiliser les tissus, et les amener le plus possible en avant de l'extrémité de l'os, pour former là, plus tard, un coussin aux téguments. La compression exercée par les appareils dont nous parlons n'est pas suffisante pour assurer l'immobilité, parce qu'elle n'est ni assez énergique, ni assez étendue. Elle tire sur les téguments, mais elle repousse les parties molles sous-jacentes vers la racine du membre. Elle favorise la rétraction musculaire; elle s'associe à elle pour rapprocher de plus en plus la peau de l'extrémité osseuse, dont elle rend ainsi la dénudation imminente ; et nous n'ignorons pas quelles entraves cette complication doit apporter au travail cicatriciel. Enfin, l'appareil pneumatique de J. Guérin et l'appareil à aspiration continue de Maisonneuve, en appelant au dehors, par leur mécanisme, le sang, la sérosité, le pus, épanchés entre les tissus, déterminent en même temps dans ceux-ci une fluxion sanguine, une congestion permanente, bien faite pour y faire naître l'inflammation et la suppuration.

Ces inconvénients majeurs, joints à la difficulté de leur mise en œuvre, rendent ces appareils à peu près impraticables.

CHAPITRE IV

Dans ces dernières années, à la fin de cette guerre malheureuse qui vint jeter dans le deuil la France entière, M. Alphonse Guérin eut l'heureuse idée d'employer le coton au pansement de ses amputés. Les plus mauvaises conditions hygiéniques : fatigue, privations, acclimatement, encombrement, démoralisation, tout était réuni. L'infection purulente trouvait là, pour se développer et grandir, le terrain le plus propice et le mieux préparé. Aussi sévissait-elle avec une violence extrême. La mortalité avait atteint un chiffre énorme. Tous les efforts étaient impuissants pour conjurer un si grand mal. Conduit par les idées qu'il professe sur la nature de l'infection purulente, M. Alph. Guérin chercha un moyen qui pût débarrasser l'air de ses propriétés malfaisantes. Le pouvoir filtrant du coton était connu. Le salut était là peut-être. Il essaya. Après quelques tentatives de perfectionnement, les succès qu'il obtint lui firent adopter

9

le bandage que nous allons décrire. Il fut employé par MM. Broca , Verneuil, Tillaux, Gosselin, Guyon, encouragés par ces succès, et il se répandit en province rapidemei.t ; mais ce n'était pas tant parce qu'il était l'œuvre d'un chirurgien éminent, que parce que ses avantages étaient incontestables et d'autant plus éclatants que l'impuissance des autres modes de pansement devenait plus manifeste.

Supposons, pour la facilité de la description, qu'il s'agisse d'une amputation circulaire de la cuisse.

On fait aussi complétement que possible la ligature de tous les vaisseaux, et on coupe les fils près du nœud, excepté ceux de la ligature de l'artère principale. On lave la plaie à l'eau tiède , puis avec un mélange d'eau et d'alcool camphré ou d'un liquide antiseptique quelconque. On procède enfin au pansement.

L'ouate dont on se servira doit être vierge et garantie de toute souillure. Cela est important. Un aide, saisissant le moignon, tend transversalement la manchette, qui est exactement comblée peu à peu par de petites couches successives de coton. Cela fait, on applique par leur centre, sur l'extrémité du moignon, des lames d'ouate de plus en plus étendues, et dont les bords sont rabattus sur les parties latérales du membre. Puis, ce sont de véritables bandes d'ouate que l'on enroule sur la cuisse jusqu'au bassin, qu'elles doivent entourer également. Toute cette ouate doit être appliquée aussi exactement que possible , uniformément, et en assez grande quantité pour que le volume du membre atteigne le triple au moins de son volume. On prend alors les bandes qui doivent servir à opérer la compression. La constriction qu'on exercera sera progressive. Les premières bandes, modérément serrées, seront destinées à affaisser et à fixer l'ouate ; les suivantes seront appliquées avec méthode, de façon à établir par degrés la compression voulue. Le chirurgien sera obligé d'employer toute sa force pour appliquer les dernières bandes d'une façon convenable. Cette compression doit se faire avec lenteur , sans secousse, uniformément. Quand l'ouate ne cède plus à la pression, l'appareil a acquis le degré de constriction nécessaire. On coud alors le bandage à sa surface pour le fixer plus sûrement.

Dans les amputations à lambeaux, on interpose l'ouate entre eux, comme cela se fait pour la manchette.

Pour une amputation de jambe, l'ouate doit recouvrir la cuisse jusqu'à l'aine; pour une amputation d'avant-bras, le bandage devra s'étendre jusqu'à l'épaule; pour une amputation de bras, jusqu'au cou et sur le thorax.

Le membre est placé dans une position presque horizontale. Il est très-important de le mettre au moment du pansement, et, pour sa perfection, dans la position qu'il devra garder dans la suite.

Il est remarqable que le malade n'éprouve point de douleur, dans tous les cas, à part un peu de cuisson au début. Aussi doit-on établir en principe que, s'il y a sensibilité du moignon, l'appareil est défectueux et doit être refait ou rectifié.

Au bout de quelques jours, par suite du tassement du coton et de l'allongement des bandes, le bandage se relâche. Il est indispensable de le resserrer; et cela s'obtient aisément à l'aide de nouvelles bandes appliquées sur l'appareil entier. Si du pus avait pénétré et apparaissait au dehors, on appliquerait, non plus simplement quelques bandes, mais aussi une couche nouvelle d'ouate, plus ou moins considérable suivant le cas.

Absence de douleur; fièvre traumatique légère; suppuration peu abondante et de bonne nature, grâce à l'occlusion; égalité de température; immunité à peu près complète, si le pansement a été fait dans les conditions voulues, par rapport à l'infection purulente et aux autres complications contagieuses des plaies récentes; bien-être matériel des amputés; repos, appétit, alitement peu prolongé; cicatrisation rapide et régulière; protection complète contre les chocs extérieurs : voilà ce qu'on obtient par le pansement ouaté. La statistique a déjà parlé en sa faveur, et cela suffit pour que nous n'ayons pas à insister davantage sur sa valeur incontestable.

§ II.

M. Alph. Guérin attribue les succès presque inespérés et nombreux
obtenus avec son bandage, à la propriété qu'il possède de filtrer l'air, tout
en faisant une large part à la compression élastique et à l'immobilité qu'il
permet d'obtenir. Pour lui, l'air traverse l'épaisse couche de coton qui
entoure le moignon et le membre entier, se débarrasse ainsi de tous les
germes dont il est le véhicule, et arrive, complétement purifié, jusqu'au
contact de la plaie. Son action, dès-lors, loin d'être nuisible, aurait peut-
être, au contraire, quelque effet salutaire.

Nous ne pouvons mettre en doute les propriétés filtrantes du coton. Les
expériences de Pasteur et celles de Tyndall plus particulièrement (*Revue des
cours scientifiques*, tom. VII, pag. 225 et 416) démontrent le fait d'une façon
très-péremptoire. Et d'ailleurs, nos propres expériences nous ont pleinement
convaincu que le coton, au moins aussi pressé qu'il peut l'être dans un
bandage, laissait très-facilement passer l'air. Cela est évident et indéniable.

Mais l'ouate débarasse-t-elle également l'air des gaz délétères avec lesquels il est mélangé? Il nous est difficile d'admettre que, l'air passant, les
gaz délétères qui l'accompagnent soient arrêtés dans les mailles du coton. Ils
devraient arriver comme lui, plus ou moins facilement que lui, jusqu'à la
plaie. Et, si cela est, seraient-ils donc sans influence sur celle-ci ; ou subi-
raient-ils, au contact des éléments qu'ils rencontrent, des modifications
salutaires? Il y a là un problème difficile à résoudre; même nous devons
reconnaître qu'il nous est impossible, dans l'état actuel de nos connaissances,
d'en donner la solution véritable.

Nous avons été conduit par cette incertitude même à nous demander,
malgré les assertions de M. Alph. Guérin, si l'air arrivait bien réellement
jusqu'à la plaie, à travers une couche aussi épaisse et aussi dense de coton
et de bandes.

Nous admettons pour un instant que l'ouate, dès l'application du bandage, soit traversée par l'air extérieur, quelque pressée qu'elle puisse être,

et quelque épaisseur qu'elle présente. En sera-t-il de même quelques jours plus tard ? A ce moment, la couche de coton qui est directement en contact avec la plaie sera imprégnée de sang, de sérosité, de pus. Eh bien ! je prétends que dès ce moment l'air serait arrêté, s'il passait ; l'air ne filtrera plus jusqu'à la plaie. Celle-ci est complétement garantie de son contact : il y a occlusion, à proprement parler.

Qu'il me soit permis d'exposer ici en quelques mots une expérience très-élémentaire que nous avons faite, et que je crois, en raison même de sa simplicité, assez concluante pour établir nettement la vérité de ce que j'avance. Je prends un tube en verre d'un diamètre de 5 à 5 centimètres, et plus, si l'on veut, et d'une longueur variable, mais au moins de 30 à 40 centimètres. Par l'une des extrémités, qui devient l'extrémité supérieure, je fais pénétrer, jusqu'à une profondeur de 10 centimètres environ, un tampon de coton solidement fixé dans l'anse d'un cordonnet double et résistant, auquel je fais traverser alors successivement plusieurs autres tampons, que j'entasse avec force jusqu'au haut du tube. A ce niveau, je réunis les deux chefs par un nœud simple, mobile, dans le but d'empêcher les vides qu'amènerait leur écartement. Cette précaution étant prise, je place entre eux un dernier tampon sur lequel je les noue très-fortement; par-dessus, j'entasse une grande quantité d'ouate, entourant le tube dans l'étendue du bouchon que je viens de former ; enfin, j'enferme le tout sous une large compresse pliée en plusieurs doubles, et je ficelle solidement dans tous les sens. J'ai ainsi une masse de coton au moins aussi tassée qu'elle peut l'être dans le bandage le plus serré. On peut, au préalable, recouvrir d'une couche de glycérine ou de gomme en solution les parois du tube, afin que le coton s'applique sur elles très-exactement dans toute leur étendue, et empêche de la sorte qu'il ne reste quelque vide par où l'air trouverait un chemin facile.

En disposant ainsi mon appareil, j'ai voulu le mettre autant que possible dans les conditions du bandage. Ce n'est qu'en opérant de cette manière qu'il est permis d'arriver à des conclusions précises.

Je plonge dans un vase contenant de l'eau, par exemple, l'extrémité libre du tube, son extrémité inférieure par conséquent, et je constate immédiatement que l'air qu'il renferme est chassé à travers le coton, lequel n'oppose qu'une faible résistance à son passage, car le liquide s'élève très-rapidement dans l'intérieur du tube. Mais si j'humecte la surface du coton dans le tube, l'eau ne monte plus; elle ne monte que lorsque le coton s'est peu à peu desséché en s'égouttant.

Pour rendre ce fait plus évident, je prends un autre tube, dont je me contente de fermer l'extrémité supérieure par un simple tampon de coton de peu d'épaisseur, et mouillé. L'eau ne monte pas mieux qu'à la fin de l'expérience précédente.

Tant que le bandage est complétement sec, il pourrait y avoir pénétration de l'air, pénétration très-lente, parce que la pression atmosphérique n'est plus là pour la solliciter, comme dans notre expérience. Mais il y a occlusion complète et certaine de la plaie, dès que les couches les plus internes du bandage sont imbibées par les liquides qu'elle fournit. Ces conclusions découlent, d'elles-mêmes, de l'expérience que nous venons de décrire. Très-importantes si nous devions admettre la filtration, elles n'ont à nos yeux qu'une valeur secondaire, parce que nous croyons pouvoir démontrer que l'air ne pénètre aucunement dans le bandage, et que par suite l'occlusion est assurée dès l'application.

En effet, M. Alph. Guérin recommande de surveiller le bandage avec soin, pour s'assurer qu'en aucun point le pus n'apparaît au dehors. Il suffirait que le pus fût en contact avec l'air en un point même très-circonscrit, et se putréfiât à ce contact, ce qui ne peut manquer, pour que la transmission des germes infectieux ne tardât pas à s'accomplir, que l'infection fût presque inévitable, et que tout le bénéfice du traitement antérieur fût entièrement compromis. Au moindre indice, il faut en toute hâte appliquer de nouvelles couches d'ouate, quelques bandes ; et voilà le danger conjuré[1].

---

[1] « Au bout de deux ou trois jours après l'application, souvent le lendemain, il faut revoir la compression : si le pansement est mal fait, le pus s'écoule au dehors, ou la sérosité filtre jusqu'au dehors de l'appareil. Il faut alors ajouter de nouvelles couches d'ouate recouvertes d'un bandage compressif. Il est très-important de ne pas laisser en contact avec l'air libre ces produits de sécrétion, qui se putréfieraient aussitôt, et répandraient une très-mauvaise odeur :

Cependant, si l'air, en traversant le bandage, se débarrasse, comme on le prétend, petit à petit à mesure qu'il avance vers la plaie, des germes infectieux qu'il charrie, est-il nécessaire que le pus arrive au dehors, pour qu'on voie des phénomènes de fermentation et d'infection se produire ? Le pus ne serait-il point dans l'intérieur même du bandage, et profondément, en contact avec les éléments nécessaires à sa fermentation, avec les germes et avec l'air ? que manque-t-il à la production des phénomènes dont nous parlons ? pourquoi n'apparaissent-ils pas ? la théorie de la filtration serait-elle donc en défaut ? C'est la conclusion que nous devons tirer de ce fait.

Puisque les phénomènes d'infection n'apparaissent qu'au moment où le pus se montre au dehors, mais pas avant, nous devons admettre qu'ils ne trouvent point dans l'intérieur même du bandage les éléments nécessaires à leur développement, qui sont, nous l'avons dit, les germes et l'air. Et, comme les germes ne sauraient pénétrer dans l'ouate sans l'air, qui est leur véhicule, tandis que l'air peut parfaitement y pénétrer sans eux, nous arrivons forcément à cette conclusion : l'air abandonne, à la surface même du bandage, les germes infectieux qu'il apporte, rien ne prouvant encore qu'il ne puisse lui-même cheminer plus avant. Mais poursuivons notre critique. Sous les nouvelles couches d'ouate qu'on a surajoutées pour enrayer l'infection imminente, le pus va continuer à envahir le pansement. Le voilà étalé à la surface du bandage primitif. Il est là en plein contact avec les germes que l'air y apportait, au début, en très-grande abondance. L'infection cependant n'a pas lieu. Comment expliquerons-nous cela? Très-simplement, en vérité. Nous savons que les germes n'ont d'action sur le pus qu'en présence de l'air. Absence de fermentation putride et d'infection, qui dans les conclusions précédentes signifiait absence de germes, doit

le chemin qu'ils ont parcouru dans l'ouate constituerait une voie ouverte aux principes nuisibles dont l'appareil doit précisément préserver la plaie. » (Arch. de méd., décembre 1871, *Pansement ouaté*, Hervey.)

« L'apparition répétée de la sérosité du pus à la surface de l'appareil, où elle se putréfiait aussitôt au contact de l'air, a constitué plusieurs fois une voie ouverte à l'infection jusqu'à la plaie. (*Ibid.*, mars 1872.)

donc signifier ici, absence de l'air ; conclusion : l'air est arrêté par les nouvelles couches d'ouate qui ont été surajoutées. Et, cela étant, quelles raisons les partisans de la filtration pourraient-ils invoquer pour prétendre à bon droit que l'air n'est pas arrêté de même à la surface du bandage dès son application ?

La loi de diffusion des gaz ? Elle a été opposée, pour affirmer la filtration, comme un argument irréfragable, sans réplique.

Cela est, je crois, purement spécieux. Ce phénomène physique, très-simple s'il s'agit de deux gaz de densité différente séparés par un diaphragme poreux, devient ici très-complexe. La présence de gaz au voisinage de la plaie est subordonnée à la formation préalable de pus en suffisante quantité. Dès-lors, les couches profondes du bandage en contact avec ce pus, dont elles s'imprègnent, constituent un diaphragme humide à travers lequel la diffusion ne pourra se faire qu'après la dissolution des gaz qui seront en présence.

Ainsi donc, mélange à travers l'ouate, dans sa partie non humide, de l'air et du gaz qui se formeront à la surface extérieure de la couche profonde des bandages imprégnée des produits s'écoulant de la plaie ; mélange de l'air, qui pénètre ainsi dans le bandage, avec les gaz qui se formeront directement sur la plaie, à travers la cloison humide formée par la couche profonde du bandage, dans laquelle ils devront se dissoudre au préalable : tel est le mécanisme très-complexe par lequel l'air pourra arriver jusqu'à la plaie. Et il faut, pour que cela soit, admettre que des gaz se formeront sur la plaie, et qu'ils se formeront en assez grande abondance, condition sans laquelle l'air n'arrivera qu'en très-minime quantité. Il faut ne tenir aucun compte de la température, plus élevée à l'intérieur du bandage qu'au dehors. Il faut enfin que la densité des gaz qui s'échappent du bandage soit supérieure à la densité de l'air, car la vitesse des courants est en raison inverse des densités.

Nous sommes en droit de refuser à la diffusion le rôle important que le Dr Terrier a voulu lui faire jouer pour démontrer la réalité de la filtration. (*Cours scientifiques*, novembre 1871.) La quantité d'air qui peut par ce mécanisme pénétrer jusqu'à la plaie est trop minime et se renouvelle trop difficilement et trop lentement pour qu'on doive en tenir compte et lui reconnaître une influence quelconque.

Je crois donc pouvoir affirmer sans erreur que la pénétration de l'air dans le bandage ouaté ne se réalise pas. L'ouate n'est pas un filtre, mais un agent d'occlusion : le pansement ouaté est complétement imperméable par rapport à l'air extérieur. Mais il se distingue des autres pansements occlusifs par cette propriété remarquable et très-importante, qu'il doit à sa grande perméabilité, c'est que, tout en fermant la plaie aux agents du dehors, il ne s'oppose pas au libre écoulement des liquides qui s'y formeront et au dégagement des gaz qui peuvent résulter de la décomposition de ces liquides.

§ III.

L'idée théorique de la filtration, idée préconçue, a conduit M. Alph. Guérin dans les perfectionnements successifs qu'il a fait subir à son bandage, à multiplier la quantité d'ouate qu'il a cru devoir entasser autour du moignon de ses amputés. Il nous est permis de regarder cette précaution comme superflue. Même nous croyons que le pansement ouaté, tel que le préconise son auteur, présente quelques inconvénients que nous ferons connaître, et auxquels nous essaierons de remédier. Une critique basée sur les conclusions précédentes nous permettra d'introduire dans ce bandage quelques modifications nécessaires qui auront pour résultat de le rendre plus facile dans son application, plus efficace même dans son action mécanique, sans lui faire rien perdre de ses propriétés protectrices par rapport aux agents extérieurs, et des bienfaits de son emploi dans les plaies d'amputation.

Il est certain qu'un des grands avantages du pansement ouaté serait sa légèreté, sa souplesse. Mais un amas de coton comme celui employé par M. Alph. Guérin, très-difficile à contenir et à comprimer méthodiquement, exige un autre amas de bandes superposées qui alourdissent singulièrement le pansement. Puis le coton se tasse, s'affaisse assez rapidement, et laisse par suite, entre les bandes et la surface du moignon ou de la plaie,

10

un jeu d'autant plus considérable qu'il aura été employé en plus grande quantité. Voilà donc l'immobilité et l'occlusion très-compromises ; et si, pour resserrer l'appareil, on applique, comme il est nécessaire, de nouvelles bandes, les premières ne se raccourcissent pas évidemment, mais elles forment des plis plus ou moins nombreux, plus ou moins étendus, qui s'opposent d'une façon très-réelle à la parfaite répartition, sur le membre, de la compression qu'on cherche à obtenir.

Une masse très-épaisse de coton nécessite des efforts très-considérables pour arriver à la comprimer suffisamment. Est-on bien sûr alors de ne point dépasser le but ? Il y a du danger à presser trop fortement les chairs contre l'extrémité anguleuse de l'os ; c'est une cause d'irritation, d'inflammation, de suppuration, de gangrène même. La douleur que ce contact moins violent peut occasionner déterminera encore, par retour, des contractions musculaires très-nuisibles à la réunion. Et si l'on ne serre pas assez, plus de compression : partant, plus d'immobilité, et l'occlusion est défectueuse.

La filtration étant une théorie erronée, la couche épaisse de coton sous laquelle M. Alph. Guérin veut qu'on enferme les plaies d'amputation n'est pas nécessaire, et nous sommes en droit d'en retrancher, sans préjudice pour le malade, une très-grande partie, d'autant mieux qu'elle devient, par son volume trop considérable, la cause d'imperfections et d'inconvénients plus ou moins nombreux et à peu près inévitables.

Pour obtenir l'immobilité, il n'est vraiment pas nécessaire d'envelopper le membre entier dans une étendue aussi considérable qu'on le fait. Les muscles du mollet ou de l'avant-bras ne sauraient-ils plus se mouvoir, parce que ceux de la cuisse ou du bras sont immobilisés ? Et d'ailleurs, immobiliser le membre entier, en empêchant le jeu de ses articulations, ce n'est pas empêcher absolument ses muscles de se contracter. C'est, du reste, dans la plaie et dans son voisinage qu'ils seront immobilisés avec le plus de peine et avec le plus de fruit, par la compression qu'ils supporteront en ce point. Tous les efforts doivent tendre à obtenir ce résultat, sans lequel il n'y a guère de succès possible. Mais il n'y a aucun avantage à dépasser le but. Les muscles du mollet seront, je crois, suffisamment immobilisés par un bandage qui ne remontera que très-peu au-dessus du genou, qu'on peut même sans inconvénient laisser découvert et libre, si l'amputation a été faite à la partie inférieure de la jambe. Un bandage recouvrant le bassin tout entier n'immobilisera pas mieux les muscles de la cuisse que s'il ne remontait qu'à l'aine, puisque l'insertion supérieure de ces muscles se fait à ce niveau, et que les muscles du bassin, ne s'attachant qu'à la partie supérieure du fémur, ne peuvent avoir qu'une action très-limitée ou nulle sur la plaie du moignon. S'il s'agit d'une désarticulation ou d'une amputation de la cuisse ou du bras, au tiers supérieur, l'enveloppement du bassin, ou du thorax en partie, devient nécessaire. Hormis ces deux cas, c'est dépasser le but que de donner au bandage un pareil développement.

Je sais bien que l'étendue du bandage n'a pas seulement pour but d'immobiliser le membre, mais encore d'empêcher plus sûrement l'introduction de l'air. Une étendue très-grande donnée au pansement rend son application très-difficile et fatigante. Si, malgré cela, l'habileté du chirurgien a su rendre l'occlusion exacte et parfaite, cette occlusion ne tardera pas à devenir défectueuse par l'affaissement du coton ou le relâchement des bandes. L'étendue du bandage n'assure donc pas l'occlusion. Il est facile, dit-on, de remédier à cet inconvénient et de prévenir ses funestes conséquences ; mais c'est par une surveillance attentive, minutieuse, quotidienne. C'est se donner gratuitement beaucoup de mal.

Il n'est pas besoin, pour garantir une plaie d'une étendue aussi peu considérable que celle qu'on obtient par la réunion immédiate, d'enfermer le moignon, le membre, le tronc ou le bassin dans l'immense fourreau d'ouate qu'on s'est habitué à regarder comme tout à fait indispensable. Nous pouvons assurer l'occlusion exacte plus simplement et plus efficacement que par cet enfouissement profond. Pourquoi, par exemple, ne pas fixer aux téguments le coton de la partie supérieure du bandage à l'aide d'une couche de gomme en solution ? Il suffit d'une simple lame d'ouate humide pour isoler une plaie de brûlure, si sensible, et dans laquelle la dénudation est souvent étendue. La sérosité qui s'en écoule imprègne l'ouate, la fait adhérer, en se desséchant, aux bords, sur les téguments plus ou moins intacts, et empêche ainsi l'arrivée de l'air. La gomme, dans le bandage, jouerait le rôle de la sérosité dans les brûlures, plus exactement et plus sûrement qu'elle. C'est un moyen très-simple, que je crois très-utile et très-efficace, et que nous devons employer.

En somme, la pénétration de l'air dans l'intérieur du bandage, c'est-à-dire la filtration, ne se réalisant pas, une couche d'ouate de 10 centimètres environ, un peu plus ou un peu moins, est amplement suffisante pour protéger la plaie contre toute influence extérieure. Elle permet, ce qui est fort important, de mieux l'assujétir, de mieux appliquer les bandes et de mesurer mieux la compression méthodique et modérée, qu'il est utile d'exercer sur le moignon. Je pense aussi que cette compression plus directe, agissant de plus près, permettrait d'obtenir, sans être très-puissante, une immobilité tout aussi complète que dans le bandage d'Alphonse Guérin. Outre ces modifications dans le volume du pansement, nous pouvons encore diminuer considérablement son étendue, sans nuire en rien à l'occlusion parfaite qu'on doit rechercher, comme il résulte des réflexions que nous avons faites à ce propos. Enfin le pansement, peu gênant, très-peu lourd, et par le fait plus solide, permettrait au chirurgien d'abréger, s'il le croit possible, la durée de l'alitement du malade, qui pourrait ainsi, par un exercice modéré et graduel, recouvrer plus rapidement ses forces, faire diversion aux préoccupations qui l'assiégent, et puiser dans le sentiment d'une guérison prochaine l'oubli des souffrances qu'il a endurées et de la mutilation qu'il a dû subir.

En terminant ce que nous avions à dire du pansement ouaté, nous devons consacrer quelques lignes à l'appareil ouaté occlusif et inamovible de M. Ollier (de Lyon). Il diffère du bandage de M. Alph. Guérin surtout par cette particularité, que les bandes qui le limitent au dehors sont enduites et imprégnées de silicate de potasse, dans le double but d'assurer une immobilité plus parfaite par la rigidité de l'appareil, et de rendre aussi complète que possible l'occlusion, en formant de cette manière une coque imperméable et incorruptible. Ici, pas de filtration, autre différence; mais nous ne saurions lui accorder la moindre importance, puisque nous avons démontré qu'elle n'existait réellement pas dans le bandage d'Alph. Guérin. Les inconvénients de ce dernier se trouvent donc réunis en grande partie dans le bandage de M. Ollier; et, loin que le silicate de potasse soit un perfectionnement de l'appareil-type, ce n'est à nos yeux qu'une source d'inconvénients nouveaux dans beaucoup de cas.

D'après ce que nous avons dit, la coque silicatée n'ajoute rien de plus à l'occlusion, que l'on obtient par le simple pansement à l'ouate.

Il est vrai que l'immobilité est mieux assurée au début, mais, le bandage se relâchant rapidement par le tassement du coton, elle devient bientôt illusoire, et quelquefois à l'insu du malade et du chirurgien. Le pansement simple à l'ouate permet de remédier à temps et plus aisément à cette imperfection.

S'il survient un gonflement rapide du moignon, général ou limité, la compression devient aussitôt beaucoup trop violente, inégale, dangereuse; car le bandage silicaté ne saurait subir aucune modification, ni dans ses dimensions, ni dans sa forme.

Les gaz qui peuvent se former autour de la plaie s'accumulent chaque jour dans l'intérieur du bandage, sous l'enveloppe silicatée, et exercent sur la plaie et le malade lui-même une influence d'autant plus fâcheuse que ce contact se prolonge plus longtemps. L'enveloppe silicatée retient encore les produits de sécrétion cutanée qu'exagère la température assez élevée de l'appareil. Elle rend en un mot celui-ci foncièrement humide et malsain. Les perforations plus ou moins nombreuses que M. Ollier pratique pour remédier à cet inconvénient, sont insuffisantes. Il faut que la surface entière du bandage reste à découvert et perméable. A cette seule condition, l'évaporation continue, se faisant sur une plus grande étendue, et, plus facile, plus complète en un mot, pourra maintenir l'ouate dans un état permanent de pureté, de siccité, de fraîcheur relatives, auquel nous attachons la plus grande importance pour le bien-être du malade et le succès du traitement.

En somme, je crois que le pansement ouaté silicaté ne saurait être considéré comme une modification heureuse du bandage de M. Alph. Guérin, malgré la justesse des principes qui ont servi de prétexte à cette modification.

§ IV.

Parmi les divers pansements qui ont été tour à tour préconisés, nous regardons le pansement ouaté comme le plus rationnel et le plus parfait. Nous approuvons entièrement son emploi. Nous ne partageons pas les idées de son auteur sur ses propriétés physiques. Nous n'admettons pas la filtration de l'air. C'est une théorie, mais rien de plus. Nous approuvons le pansement ouaté, parce qu'il est le pansement le plus rare, parce qu'il permet d'obtenir très-aisément et très-exactement l'occlusion de la plaie dans les plus heureuses conditions, et une compression élastique parfaite.

L'action du coton sur la plaie n'a pas les inconvénients qu'on lui avait longtemps attribués, comme le prouve l'état du moignon dans les différents pansements qui ont été faits, à quelques exceptions près, où l'influence de l'air s'était fait sentir.

L'occlusion par l'ouate ferme totalement la plaie aux agents du dehors, et permet cependant, ainsi que nous l'avons déjà dit, l'écoulement des liquides qui se formeront, et le libre dégagement des gaz qu'engendre la décomposition plus ou moins rapide et plus ou moins complète de ces liquides. C'est là un avantage des plus considérables, que ne présente aucun autre moyen occlusif.

La compression élastique exercée par l'ouate est toujours modérée, tout en réagissant d'une façon suffisante contre le gonflement réactionnel ou inflammatoire du moignon; elle se prête facilement aux modifications de volume, générales ou partielles, qu'il peut offrir, sans cesser d'être complétement exacte, et sans jamais devenir trop violente. Elle diffère de la compression à l'aide des bandes de caoutchouc, en ce que son action décroît progressivement et tend à s'épuiser, si le moignon n'augmente pas de volume; tandis que l'action des bandes en caoutchouc ne s'épuise point, et dépasse forcément le but qu'on veut atteindre.

A ces avantages tout particuliers qu'offre le pansement ouaté, s'ajoutent l'immobilité et les autres propriétés dont nous avons parlé déjà : température égale et peu élevée (37° environ), absence de douleur, fièvre légère, suppuration peu abondante, etc., etc. Dans de telles conditions, son emploi promet au chirurgien les résultats les plus heureux, s'il est fait méthodiquement.

Bien qu'on l'ait encore peu appliqué à la réunion immédiate, nous pensons que cet usage devrait se généraliser. Les succès qu'il a donnés déjà, quoique peu nombreux, sont assez parfaits pour être très-encourageants. Les inconvénients du bandage, tel que le préconise M. Alph, Guérin, résultant des difficultés d'application qu'entraîne son immense volume, de l'enfouissement trop profond de la plaie, qui semble échapper ainsi à toute investigation, ont rebuté beaucoup de chirurgiens, parce que les propriétés physiques qui lui furent attribuées firent considérer ces inconvénients comme inévitables, comme absolument inhérents à son mode d'agir.

Montrer que la filtration n'était qu'une théorie, et ne se réalisait pas; que le pansement à l'ouate était occlusif, même avec un volume peu considérable, c'était, en indiquant la possibilité d'éviter ces inconvénients, donner au pansement plus de valeur, tout en lui enlevant de son originalité, et lui gagner quelques partisans de plus. C'est le but que nous nous sommes proposé dans les pages qui précèdent. Nous avons cherché, par l'expérimentation et la critique, à connaître et à mettre en lumière l'action la plus probable, pour ne pas dire certaine, de ce pansement; et, guidé par les notions que nous avons pu acquérir, tout opposées aux idées de l'éminent chirurgien de Paris, nous l'avons modifié logiquement et le plus possible, en le maintenant toutefois dans les conditions qui lui devaient conserver toutes les propriétés qu'il peut avoir. Nous proposons le bandage suivant, qui remplit aussi exactement que possible toutes les indications, et dont l'application facile et rationnelle à la réunion immédiate ne peut manquer d'en assurer la réussite.

J'applique autour du membre à 10 ou 15 centimètres environ au-dessus de la base des lambeaux ou de la manchette que j'ai formés, une couche de solution de gomme sur une largeur de quelques travers de doigt, et je la recouvre, de façon à la dépasser en tout sens, d'une lame d'ouate plus large et plus que suffisante pour entourer complétement le membre. Je recouvre la ligne de réunion tout entière et les petites plaies des sutures d'une lame d'ouate ou d'un linge fin imprégnés de glycérine, d'huile phéniquée ou d'une solution antiseptique quelconque. J'enveloppe le tout suivant les préceptes qui découlent de la critique que j'ai faite du bandage de M. Alph. Guérin ; c'est-à-dire, j'applique régulièrement, entre ces deux premières couches d'ouate, par-dessus elles et au-delà, de nouvelles lames d'ouate, jusqu'à ce que j'aie atteint une épaisseur de 10 centimètres environ, un peu plus ou un peu moins, et dans l'étendue convenable pour assurer l'immobilité. Enfin, j'établis une compression méthodique à l'aide de bandes, suivant les règles ordinaires et comme il ressort des considérations dans lesquelles je suis entré à ce propos, à savoir :

1° J'affaisse et je fixe l'ouate par un premier bandage roulé, s'étendant de la plaie vers la racine du membre ; il n'est guère possible de préciser ici l'effort qu'il sera nécessaire d'exercer sur les bandes ; c'est une affaire d'usage et de tact ;

2° J'applique un second bandage très-méthodique, de la base des lambeaux à leur extrémité, d'après les règles que j'ai exposées à ce sujet ;

3° Enfin j'assure, à l'aide d'un nouveau bandage roulé ascendant, l'action permanente de l'appareil tout entier. C'est ainsi que nous concevons le pansement ouaté, appliqué à la réunion immédiate.

Nous obtenons de la sorte une occlusion aussi parfaite qu'il est possible. La quantité d'ouate que nous employons, petite relativement à celle du bandage d'Alph. Guérin, permet d'établir une compression méthodique plus mesurée, suffisamment élastique, et plus durable qu'elle ne l'est dans ce bandage.

Cette compression, s'exerçant de plus près, permet d'assurer mieux l'immobilité, ou l'assure du moins assez pour s'opposer aux contractions musculaires autant qu'il est possible, et aux rétractions consécutives. Delpech, dans ce but, employait simplement un coussin ou la main d'un aide appliqués sur le membre ; Dupuytren, un drap fixé de chaque côté du lit. Cette compression est suffisante encore pour s'opposer au gonflement du

moignon, à l'écartement des lèvres de la plaie, que maintiennent du reste
en coaptation les sutures et les agglutinatifs, et pour amener l'expulsion des
liquides qui pourraient s'épancher entre les tissus et sous les téguments.
Ce pansement est plus facile dans son application, moins gênant pour le
malade, moins lourd et moins échauffant que l'énorme entassement du
bandage-modèle.

CONCLUSIONS.

Nous avons distingué quatre méthodes de pansement des plaies d'amputation, qui sont : la réunion médiate, la réunion immédiate secondaire,
la réunion immédiate totale, et la réunion immédiate incomplète.

La réunion immédiate secondaire, livrant le blessé à tous les dangers
que lui fait courir la réunion médiate elle-même, mérite à peine, pour
les avantages peu importants qu'elle peut offrir, d'être distinguée de cette
méthode, dont elle n'est qu'une modification tardive, et d'être considérée
comme une méthode particulière.

Après avoir exposé brièvement les modifications successives qu'a subies
la réunion médiate en se perfectionnant, nous avons fait remarquer que
la plupart des procédés employés aujourd'hui par les partisans de cette
méthode ne diffèrent plus ou diffèrent à peine des procédés employés
dans la réunion immédiate, plus particulièrement dans la réunion immédiate incomplète.

La réunion immédiate comprend deux méthodes : la réunion totale et
la réunion incomplète, avec ou sans interposition de corps étrangers.
L'une et l'autre ont leurs partisans. Elles ont été, l'une et l'autre, exposées
avec netteté et défendues avec conviction. Cette distinction, que nous
retrouvons en principe dans les écrits et la pratique des cliniciens, les
pathologistes théoriciens ne l'ont pas vue, ou ne l'ont pas voulu ac-
cepter.

11

La réunion immédiate totale dans les plaies d'amputation, quoiqu'elle puisse souvent réussir, comme le prouve l'observation, est environnée d'inconvénients et de dangers réels, parce qu'elle peut s'opposer dans le temps opportun à l'écoulement des liquides qui se formeront presque inévitablement dans la plaie.

Il n'en est plus de même de la réunion incomplète, où le chirurgien, dans la prévision d'un épanchement de sang ou de pus, ménage à ces liquides l'issue qui leur manque dans la méthode précédente.

Les résultats que les deux méthodes peuvent donner ne sauraient donc être identiques dans tous les cas. Et l'avantage doit être à la réunion incomplète, qui s'associe non-seulement sans inconvénients, mais avec succès, à la compression méthodique, que nous jugeons indispensable à l'issue heureuse du traitement.

La distinction que nous voulons établir est donc parfaitement légitime et absolument nécessaire.

Et la dénomination nouvelle qu'elle nécessite, non-seulement s'applique, à juste titre, à quelques procédés de réunion immédiate, mais convient aussi parfaitement à un certain nombre d'autres procédés, dits de réunion médiate.

Les avantages de la réunion immédiate étant incontestables et généralement reconnus, nous passons outre.

La possibilité de la réunion immédiate, dans le sens rigoureux du mot, ne saurait être méconnue. Mais nous ne croyons pas qu'il faille envisager la question à ce point de vue. La réunion immédiate et l'adhésion immédiate ont été confondues dans une même acception. Il y a là une distinction à établir. La réunion immédiate est simplement une méthode de pansement qui a pour but de favoriser le plus possible l'adhésion immédiate, mais elle n'est pas ce mode de guérison lui-même. Partant, le chirurgien qui fait la réunion immédiate ne doit point se proposer rigoureusement l'adhésion primitive de toute la plaie dont il affronte les surfaces opposées, et considérer comme un échec un résultat incomplet. Assurer par cette méthode l'adhésion dans la plus grande étendue possible, c'est là le but. Amoindrir

la fièvre traumatique et l'inflammation; restreindre les foyers de suppuration, si celle-ci n'a pu être prévenue; empêcher la rétraction musculaire
et la dénudation de l'os, par les adhérences nombreuses qui se produiront;
abréger, en un mot, la guérison du blessé : voilà ce que nous demandons
à la réunion immédiate.

La réunion par seconde intention permet-elle jamais d'obtenir un résultat
pareil ? Toute la question est là , et la réponse est aisée. Je ne parle pas ici,
bien entendu, de la méthode perfectionnée, que nous ne saurions considérer
comme une réunion médiate.

Il nous importe peu que la réunion immédiate amène l'adhésion immédiate aussi complétement que l'ont voulu ses détracteurs. Nous ne voudrions
assurément rien faire pour l'empêcher, mais ce n'est pas le but que nous
nous proposons. La réunion immédiate totale, qui vise surtout à la perfection dans le résultat, n'est pas la méthode de pansement à laquelle nous
aurons recours. La réunion immédiate incomplète, moins ambitieuse, bien
qu'elle puisse elle-même amener d'emblée l'adhésion totale, et moins
hasardeuse, présente de tels avantages, que nous croyons pouvoir prétendre
sans erreur qu'elle doit être préférée et qu'elle doit être employée dans
toutes les plaies d'amputation, et partout, la réunion secondaire ne devant
jamais être qu'un pis-aller. Nous reconnaissons toutefois qu'ici, comme en
bien des choses, toute règle a ses exceptions.

Le chirurgien, pour assurer le succès de l'adhésion dans la réunion immédiate incomplète, doit recourir à l'emploi de certains moyens, et se con-
former à certaines règles presque indispensables, que l'expérience clinique
et le progrès des connaissances chirurgicales nous ont fait connaître. Nous
avons placé en premier lieu la perfection du procédé opératoire, les bonnes
conditions anatomiques et physiologiques de la plaie ; puis la coaptation
exacte, la disposition raisonnée des fils à ligature , l'emploi bien ordonné
des sutures et des agglutinatifs, la position horizontale du moignon, enfin la
compression méthodique et élastique, sans laquelle tous les efforts du chirurgien peuvent rester impuissants.

Ces moyens, qui constituent le pansement immédiat, ne nous ont pas paru suffisants. Les pansements consécutifs jouent, à nos yeux, le plus grand rôle dans la marche et l'heureuse issue de l'adhésion. Nous en avons parlé longuement. Certaines indications très-précises, découlant du raisonnement et de l'observation, s'imposent aux chirurgiens qui savent donner aux faits cliniques une attention réfléchie et une interprétation judicieuse. Ce sont : le repos le plus complet, l'immobilité de la plaie, sa préservation du contact de tout corps étranger, les ligatures exceptées, de tout agent irritant, et de l'air, qui agit par l'oxygène qu'il renferme, par ses variations de température, par ses propriétés hygrométriques et par les germes morbides dont il est le véhicule.

Les pansements fréquents ne sont pas en harmonie avec les indications que nous venons d'énumérer, et avec le peu de suppuration de la réunion immédiate.

Les pansements rares, bien que constituant un réel progrès, ne remplissent encore qu'imparfaitement, et quelquefois peu avantageusement, le but qu'il faut se proposer.

Les pansements occlusifs, en principe, s'en rapprochent davantage. Les appareils qu'on a proposés et employés jusqu'ici sont très-défectueux.

Seul, le pansement ouaté répond très-bien à toutes les indications.

Complétement occlusif par rapport aux agents extérieurs, il possède cette propriété remarquable et très-importante , qu'on ne retrouve dans aucun autre moyen occlusif, c'est de permettre par sa grande perméabilité, non-seulement l'écoulement, hors de la plaie, des liquides qui s'y formeront, mais encore le libre dégagement des gaz qu'engendre la décomposition plus ou moins rapide, plus ou moins complète de ces liquides. En outre, la compression méthodique, à laquelle nous avons recours pour assurer, en même temps que l'immobilité, la persistance de la coaptation , défectueuse le plus souvent quand elle est faite sans intermédiaire, à l'aide de bandes rigides, parce qu'elle ne se prête pas assez aux modifications de volume que le moignon peut subir, est parfaite dans le pansement ouaté, parce qu'elle y est essentiellement élastique et toujours modérée.

Toutefois, nous n'admettons pas ce pansement tel que le préconise son auteur. L'examen critique et l'expérimentation nous ayant démontré que la filtration, que soutient M. Alphonse Guérin, ne se réalisait pas, et que par suite le pansement ouaté était bien réellement un pansement occlusif, nous l'avons modifié largement, dans son volume et dans son étendue, pour le rendre plus facilement applicable, plus efficace même et moins embarrassant. Nous avons tenté de faire disparaître ou amoindrir les inconvénients qu'il présente, et de mettre à profit toutes les propriétés salutaires qu'il peut offrir.

Ce que nous venons de dire du pansement des plaies d'amputation, nous le pouvons dire également, et en passant, des résections partielles ou totales, des plaies résultant de l'ablation de tumeurs ayant pour siége une partie des extrémités ou du tronc, où l'application d'un bandage méthodique et compressif est possible.

Nous terminerons ce travail par l'exposé rapide de quelques observations de réunions immédiates obtenues sous le pansement à l'ouate. Nous rendons publiquement hommage à l'heureuse initiative du Dr Alard, chirurgien en chef des hôpitaux de Grenoble, dans le service duquel trois de nos observations ont été recueillies à notre intention par son interne, M. Georges Brémond. Nous regrettons de n'avoir pas, à l'appui des idées que nous émettons, quoique nées de l'observation clinique, des faits plus nombreux et plus rigoureusement en harmonie avec elles. La statistique, malgré ses imperfections et ses erreurs, nous a envahis à ce point, qu'il n'est pas un auteur aujourd'hui qui croie pouvoir se passer d'elle, quelque autorisée que soit sa parole. On voudra bien reconnaître toutefois, car c'est là ce qui nous doit excuser, que ce n'est pas à nous qu'il appartenait de combler cette lacune.

PREMIÈRE OBSERVATION.

Marius God, 25 ans, maréchal-ferrant à Grenoble, entre à l'hôpital, porteur d'un myosarcome kystique du mollet gauche dont il réclame l'ablation. Cette tumeur, qui a envahi les jumeaux et le soléaire, est enlevée avec l'écraseur. Le tibia est mis à nu ; une ostéite ne tarde pas à se déclarer ; l'inflammation gagne l'articulation du genou ; les condyles du fémur sont eux-mêmes fortement tuméfiés. L'amputation, reconnue indispensable, est pratiquée le 16 juillet 1872, au tiers inférieur du fémur. Un lambeau antérieur et un lambeau postérieur ; ligature de la fémorale ; torsion des collatérales et des autres branches artérielles ; le chef de la ligature est fixé sur la face interne du moignon ; coaptation exacte ; six points de suture à l'aide de fils d'argent. La ligne de réunion est recouverte d'un linge fenêtré enduit d'huile phéniquée, et le moignon est enfermé sous plusieurs planches d'ouate remontant jusqu'à la ceinture, et que contient un bandage circulaire fortement serré. Le membre a doublé de volume.

Les jours suivants, rien de particulier à noter. L'état du malade est des plus satisfaisants.

Le 25, le malade éprouve quelques frissons. On prescrit 1 gram. de sulfate de quinine, et l'appareil est enlevé, bien qu'il ne répandît aucune odeur inquiétante. La plaie, réunie par première intention, présente une cicatrice régulière et à peu près complète. En pressant, on provoque au niveau des fils à ligature l'issue de quelques gouttes de pus mêlé à une sérosité roussâtre. — Après quelques lotions au vin aromatique, l'appareil est remis en place, et aucun accident ne se manifeste jusqu'à la guérison, qui est complète le 7 août, c'est-à-dire dès le vingtième jour. Le malade quitte l'hôpital.

OBSERVATION II.

Le 28 juillet 1872, Perrier (Joseph), 42 ans, papetier à Domène, entre à l'hôpital de Grenoble, présentant une fracture comminutive des deux os de l'avant-bras, produite par la morsure d'un cheval. La plaie, inégale, anfractueuse, offre tout autour de larges mâchures ; les fragments osseux font saillie à travers les parties molles ; l'articulation du coude est elle-même broyée. L'amputation, jugée nécessaire, est pratiquée au tiers inférieur de l'humérus. Deux lambeaux ; ligature de l'humérale ; le chef est porté sur le côté interne du bras ; torsion des autres branches artérielles. La plaie, après avoir été longtemps épongée, jusqu'à ce qu'on se fût assuré qu'aucune artériole ne donnait plus, est réunie exactement dans toute son étendue par quatre points de suture en fils d'argent. Un linge fenêtré enduit d'huile phéniquée recouvre l'extrémité du moignon. Plusieurs planches d'ouate sont alors appliquées de façon à envelopper le membre complétement jusqu'à l'épaule, et maintenues par un bandage compressif, méthodiquement appliqué. Le membre présente environ le double de son volume.

État très-satisfaisant pendant les jours suivants.

Au huitième jour, levée de l'appareil. Un peu de pus sous le linge fenêtré ;

réunion complète. Le fil à ligature suit l'appareil. — Pansement simple. Le malade sort le vingt et unième jour complétement guéri.

OBSERVATION III.

Gaspard (Eugène), profession mineur, 35 ans, légèrement buveur, excellente constitution. Le 29 septembre, il a les quatre doigts de la main gauche enlevés par l'éclatement d'un fusil qu'il voulait décharger. Le lendemain, il entre à l'hôpital de Grenoble. Le pouce, horriblement meurtri, tient encore à la main par les tendons du long extenseur, du court extenseur et du long abducteur. Les autres doigts n'existent plus A la partie postérieure de la main, se voient les tendons des extenseurs déchirés et rétractés jusqu'à un travers de doigt environ de l'articulation du poignet.

L'interne fait installer l'irrigation continue.

Le lendemain, les parties lésées sont considérablement tuméfiées. La nuit a été mauvaise. Le malade a été pris de frissons qui ne l'ont abandonné qu'au matin. M. le Dr Alard propose la désarticulation et fait transporter le blessé à la salle d'opération. Mais là, pendant que l'on chloroformise, on constate, au moyen du stylet, que les apophyses styloïdes du radius et du cubitus sont elles-mêmes fracturées. La désarticulation est alors rejetée, pour l'amputation dans la continuité au quart inférieur de l'avant-bras. Un lambeau antérieur et un lambeau postérieur ; trois ligatures ; réunion immédiate ; six points de suture entrecoupée à l'aide de fils d'argent ; sur la ligne de réunion, un linge fenêtré enduit d'un mélange à parties égales d'huile phéniquée et de teinture d'iode. Par-dessus, pansement ouaté remontant jusqu'à l'aisselle, à l'aide de dix planches d'ouate. Une bande peu serrée le maintient en place. — Potion gommeuse avec 0,05 d'extrait d'opium. La température prise à 10 h. du soir est de 38° ; le pouls bat 90.

Le 2 octobre au matin, temp. 39°, pouls 110. Le malade semble affaissé, hébété, et répond mal aux questions qui lui sont adressées. Il éprouve quelques frissons.— Potion de Todd ; avec alcool 100 gram.; potion avec sulfate de quinine 1 gram.

3. La fièvre a diminué, la nuit a été bonne ; 90 pulsations ; temp. 37°,4. — Bouillon lié, tisane vineuse. Potion de Todd, le sulfate de quinine est suspendu.

4. Nuit bonne, temp. 37°. — Mêmes prescriptions.

10. La température s'élève à 39°, quelques frissons. — On prescrit 1gr,50 de sulfate de quinine. La potion de Todd, continuée jusque-là, est portée à 150gr

d'alcool. Dès le soir, il y a du mieux. Les frissons n'ont pas reparu dans la journée : temp. 39°.

11, matin. Le malade se plaint de douleur dans le bras. Le pansement présente à la partie postérieure, qui est la plus déclive, des taches de sang et du pus. Un certain degré de fétidité semble émaner de ce point. L'appareil est enlevé. La plaie, réunie par première intention, présente dans quelques points des bourgeons charnus exubérants qui avaient occasionné une constriction trop énergique au niveau des sutures. Celles-ci sont enlevées. Les ligatures se détachent avec facilité. L'appareil est appliqué de nouveau. — Mêmes prescriptions.

12. La quinine est suspendue.

13. La potion de Todd est supprimée. — Vin vieux et viandes rôties.

Les jours suivants, rien de nouveau ne se manifeste. Le malade va de mieux en mieux.

17. L'appareil est définitivement enlevé. Les bourgeons charnus qui avaient nécessité l'enlèvement des sutures, très-exubérants, sont touchés ave le nitrate d'argent. — Pansement au cérat.

Huit jours plus tard, le 25 novembre, guérison complète. Le moignon est parfait. Le malade quitte l'hôpital, pour retourner dans sa famille.

A ces observations, viennent s'ajouter quelques faits intéressants, épars dans les journaux médicaux. Dans la *Gazette hebdomadaire* du 22 décembre 1871, M. le Dr Viennois dit que M. Ollier (de Lyon) a pu obtenir mainte fois la réunion immédiate à l'aide du pansement ouaté, après des amputations de doigts ou des ablations de tumeurs des membres. Dans une note publiée dans ce même journal l'année suivante, par le même auteur, nous trouvons le fait suivant, que nous croyons devoir reproduire.

OBSERVATION IV.

Malade âgé de 28 ans, atteint d'une arthrite suppurée du poignet, avec fusées purulentes dans la région palmaire. Fièvre continue ; sueurs nocturnes très-abondantes. Craquements humides aux deux sommets, et depuis un mois crachats sanguinolents. Malgré ces complications, qui semblaient contre-indiquer l'opération, M. Ollier pratique l'amputation de l'avant-bras, à la réunion du tiers inférieur avec les deux tiers supérieurs. Trois ligatures qui sont disposées isolément ; coaptation exacte ; sutures à l'aide de fils métalliques. — Pansement ouaté silicaté.

Dès le lendemain, la température baisse sensiblement (38°,6).

Le pansement est enlevé le quinzième jour. Pas de gonflement; réunion de la plaie dans la plus grande partie de son étendue ; réunion presque complète. La pression sur tout le pourtour du moignon fait à peine sortir quelques gouttelettes de pus. Cette suppuration, insignifiante par la quantité, n'a duré que quelques jours.

Dans la *Gazette des hôpitaux* du 11 mai 1873, nous trouvons la relation d'une réunion immédiate obtenue à l'aide du pansement ouaté par M. Alph. Guérin, chez une femme à laquelle il avait pratiqué l'amputation du sein.

Plus récemment, nous avons été témoin de quelques essais de pansement au coton faits par M. le professeur Courty à sa clinique de l'hôpital Saint-Éloi. Nous l'avons entendu parler avec éloge de ce pansement. Les résultats qu'il en a obtenus n'ont point été très-satisfaisants dans tous les cas. Mais quelques insuccès dans le début ne sauraient, à bon droit, nous faire mal juger de l'avenir ; et nous sommes persuadé que ceux qui viendront après nous auront des faits nombreux à publier, propres à fortifier les quelques faits que nous-même avons pu recueillir, et les idées que nous soumettons à l'examen critique et au contrôle judicieux de l'expérience.

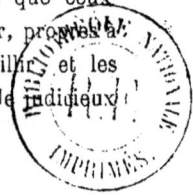

FIN.

12

www.ingramcontent.com/pod-product-compliance
Lightning Source LLC
Chambersburg PA
CBHW050603210326
41521CB00008B/1092